楽うま ズボラ 糖尿病レシピ

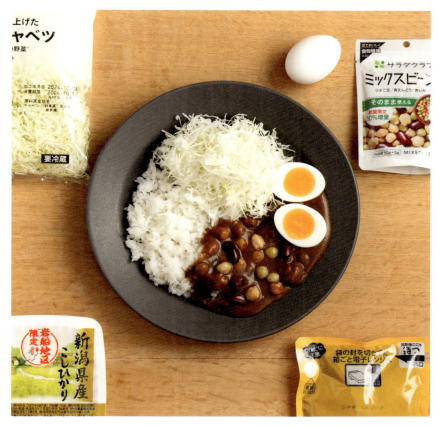

料理　新谷友里江
医学監修　片山隆司

主婦の友社

はじめに

〜本書を活用していただくために〜

健康診断で「血糖値が高いので気をつけてください」と言われたら、
放っておかずにすぐに食生活を改善しましょう！

でも、糖尿病の食事は、
「ぜんぶ手作りしなくちゃいけない。面倒そう」
「外食が多いから、料理する時間がないから、食生活の改善はムリ」
そんなふうに思っていませんか？
大丈夫！ 決してそんなことはありません。
料理が得意ではなくても、調理にかける時間がなくても、
健康的な食生活にかえるコツを紹介します。

野菜は切らなくていい

さまざまなカット野菜や
冷凍野菜が売られています。
洗う手間や野菜を切る
手間いらずです。

冷凍食材を賢く活用

生の肉や魚介、野菜は
消費期限内に使いきれるか
心配ですが、
冷凍だったら大丈夫。

かんたんなレシピで作る

カット野菜や冷凍食材、
市販品を上手に使ったレシピを
紹介しています。
ふだん料理をしない人でも
作れること間違いなし！

食材の買い方を変えて！

市販品、缶詰、レトルトなど
加工食品を上手に
活用しましょう。
糖尿病の心強い味方になる
食材を紹介しています。

この本では、一からきちんと料理を作るのではなく、
「調理の手間を極力減らす」「市販品を賢く活用する」ことで、
高血糖を改善する食事を提案しています。
すでに医師から食事療法の指導を受けている場合は、指導のもとで行ってください。

目次

●食事のきほん

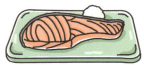

- 6 Q 糖尿病はどんな病気?
- 7 Q どんな治療をするの?
- 8 Q どのくらい食べていいの?
- 9 Q どんな食事がいいの?
- 10 Q どんなふうに食べたらいいの?
- 12 Q 主食はどのくらい食べていいの?
- 14 Q たんぱく質は1日にどのくらいとるといいの?
- 15 Q 食物繊維は血糖値コントロールに大切?
- 16 Q 食塩はどのくらいとっていいの?
- 17 Q おやつや果物は食べていいの?
- 18 Q アルコールは飲んでもいいの?
- 19 Q 血糖値を上げない食事とは?
- 20 Q 外食・市販品はどんなふうに選ぶといいの?
  - 21 栄養成分表示の見方

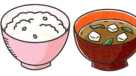

- 24 お役立ち食材はコレ!
  - 24 常温保存の食材
  - 26 冷蔵保存の食材
  - 29 冷凍保存の食材
- 30 この本で使う調味料
- 31 この本で使う調理道具
- 32 計量の仕方

1 組み合わせるだけ! 料理いらずのおかず

ツナ缶で
- 34 ツナともやしのさっと煮
- 34 ツナマヨレタス
- 35 ツナみそピーマン
- 35 ツナとコーン、ほうれん草のサラダ

さば缶で
- 36 さば缶のごままぶし
- 36 さばみそオニオンのせ

鮭缶(水煮)で
- 37 鮭とカット野菜のレンジ蒸し
- 37 鮭缶のトマトソースかけ

豆腐で
- 38 豆腐の明太あえ
- 38 ツナ豆腐
- 39 ひじきの白あえ
- 39 なめたけ温やっこ

厚揚げで
- 40 厚揚げののりつくわさび
- 40 厚揚げの揚げ出し風

油揚げで
- 41 油揚げとしめじのレンジ煮
- 41 油揚げのザーサイあえ

納豆で
- 42 お揚げ納豆
- 42 漬け物納豆
- 43 納豆キャベツ
- 43 納豆ドレッシングサラダ

卵で
- 44 ゆで卵とウインナのグラタン
- 44 ゆで卵のじゃこ昆布あえ
- 45 キムチ温玉丼
- 45 しらすおろし温玉

サラダチキンで

- 46 タルタルサラダチキン
- 46 サラダチキンのよだれ鶏風
- 47 サラダチキンとキャベツのナムル
- 47 サラダチキンとほうれん草のチーズあえ

刺し身で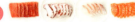

- 48 まぐろの塩昆布あえ
- 48 たこのカルパッチョ
- 49 サーモンのキムチユッケ丼
- 49 たいのねぎごま茶漬け

豆で

- 50 ミックスビーンズとミニトマトのマリネ
- 50 ミックスビーンズのごまあえ
- 51 大豆の青のりあえ
- 51 大豆とベーコンの洋風煮

ちくわで

- 52 ちくわのおかかコーン
- 52 ちくわチップス
- 53 ちくわの甘辛煮
- 53 ちくわのしそきゅうり

はんぺんで

- 54 はんぺんののりわさびあえ
- 54 はんぺんのお好み焼き味

かに風味かまぼこで

- 55 かにかまとわかめのさっぱりあえ
- 55 かにかまののりしそ巻き

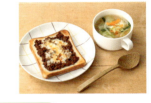

2 楽うま！時短！3日間献立

1日目

- 58 朝食　めかぶ納豆丼　豆腐とわかめのみそ汁
- 59 昼食　野菜サンドイッチ　豚しゃぶサラダ　飲むヨーグルト
- 60 夕食　カレーライスプレート

2日目

- 61 朝食　焼き鮭　ミニトマト入りもずく酢　ごはん
- 62 昼食　シューマイ　野菜の塩いため　ブロッコリーのおかかあえ　ゆで卵　ごはん
- 63 夕食　焼き鳥　豆腐サラダ　ごはん

3日目

- 64 朝食　ドライカレートースト　野菜スープ
- 65 昼食　ぶっかけうどん
- 66 夕食　豚バラとミックス野菜のみそ煮　きゅうりとちくわのナムル　ごはん

● **レシピのこと**

○ **材料の分量**　1人分を基本としていますが、フライパンや鍋で作る料理などは作りやすさを考え2人分とし、作りおきできる料理は作りやすい分量となっています。

○ **料理写真**　分量にかかわらず、写真は1人分です。

○ **食材の重量（g）**　廃棄する部分（野菜の皮や種、魚の骨など）を除いた重量（正味量＝実際に食べる量）です。

○ **調味料の計量**　1カップ＝200mL、大さじ1＝15mL、小さじ1＝5mLです。小さじ1/6まで表示し、小さじ1/6未満の分量と、目分量で少量のものは「少々」と表記しています。計量の仕方は32ページを見てください。

○ **調味料**　塩はあら塩、しょうゆは濃口しょうゆ、みそは淡色辛みそを使っています。使用した調味料は30ページで紹介しています。

○ **電子レンジの加熱時間**　600Wの場合の目安です。500Wの場合は加熱時間を1.2倍にして調整してください。

● **栄養価のこと**

『日本食品標準成分表2020年版（八訂）』の数値をもとに算出したものです。
糖質は「炭水化物から食物繊維を引いた」数値です。
食品の成分値は、品種や産地、季節などの条件によって違います。成分値は平均的な数字ですので、目安としてください。一部の食品は、メーカーのホームページに掲載されている数値をもとに算出しています。

3 調理器具ひとつで作る！かんたんおかず

主菜

- 70 鶏肉とかぼちゃの煮物
- 71 蒸し鶏とトマトの塩昆布あえ
- 72 手作りサラダチキン
  プレーン、カレー味、レモンペッパー味、ピリ辛みそ味
- 73 ホイコーロー
- 74 お好み焼き
- 75 ささみの青じそ巻き
- 76 ドライカレー
- 77 麻婆豆腐
- 78 シーフードミックスとほうれん草のトマト煮
- 79 シーフードミックスとしめじ、ブロッコリーのうま塩煮
- 80 ひき肉と厚揚げ、もやしのスタミナ煮

副菜

- 81 にら玉いため
- 81 かんたんなめたけ
- 82 レタスのおひたし
- 82 ピーマンのクタクタ煮
- 82 ツナとなすのしょうゆ煮
- 83 にんじんのレンジきんぴら
- 83 ミックスビーンズとミニトマトのホットサラダ
- 83 さんま缶とキャベツのさっぱりあえ
- 84 かぼちゃのごまチーズがけ
- 84 もずく酢スープ
- 84 さば缶みそ汁

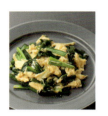

4 炊飯器におまかせ！楽ちん献立

- 86 蒸し鶏ときのこごはん献立
  蒸し鶏
  キャベツの酢みそがけ
  きのこの炊き込みごはん
- 88 シーフードのカレーピラフ献立
  シーフードのカレーピラフ
  豚ひき肉とほうれん草のミルクスープ
- 90 さんま缶と根菜の炊き込みごはん献立
  さんま缶と根菜の炊き込みごはん
  豆腐のチョレギサラダ
- 92 豚キムチの炊き込みごはん献立
  豚キムチの炊き込みごはん
  蒸しなすの塩昆布あえ
- 94 鮭のポトフ献立
  鮭のポトフ
  ミニトマトと小松菜のサラダ
  パン

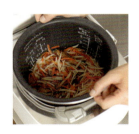

調理の手間が軽減！
- 56 冷凍野菜の使い方
- 68 糖尿病の食事療法 Q&A

● マークについて
使用した調理器具、包丁を使うかどうか、スライサーを使う場合など、わかりやすいようにマークで表示しています。作るレシピを決める際に参考にしてください。

● レシピの下線
レシピ（材料）の下線黄色がカット野菜、水色が冷凍食材です。

調理器具　調理の際に使う調理器具です。
フライパン　鍋　電子レンジ
グリル　オーブントースター　炊飯器

そのまま食べるマーク
購入した総菜をそのまま食べる場合です。

買うだけ

調理道具
包丁を使わない場合、スライサーを使う場合です。

包丁いらず　スライサー

調理時間
準備した材料で作り始めてからでき上がるまでにかかる時間です。

4分 調理時間

Q 糖尿病はどんな病気?

A 血糖値が高くなる病気です

糖尿病は、炭水化物（糖）の代謝が悪くなり、血糖値（血液中のブドウ糖の濃度）が高くなる病気です。食事をすると血糖値が上がりますが、インスリンというホルモンが分泌されて下がります。健康であれば食後数時間で、血糖値は元の数値に戻ります。このようにして、インスリンの働きにより、血糖値は一定の範囲内に保たれますが、インスリンの分泌不足や作用低下があると、高血糖が続きます。その状態が糖尿病です。血糖値が高いとわかったら、すぐに治療を始めましょう。

炭水化物が体内で使われるしくみ

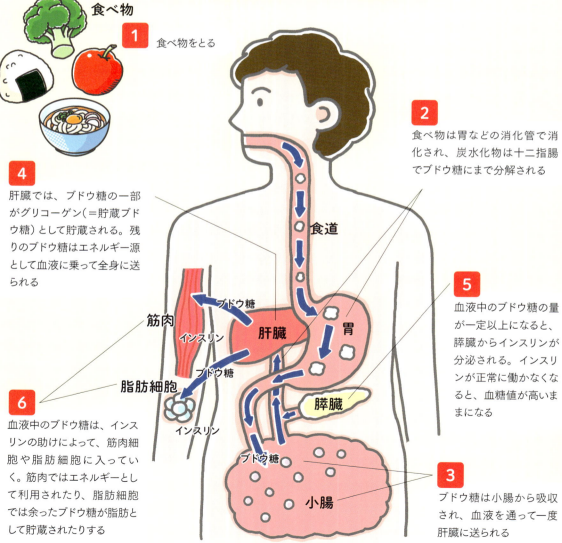

1 食べ物をとる

2 食べ物は胃などの消化管で消化され、炭水化物は十二指腸でブドウ糖にまで分解される

3 ブドウ糖は小腸から吸収され、血液を通って一度肝臓に送られる

4 肝臓では、ブドウ糖の一部がグリコーゲン（＝貯蔵ブドウ糖）として貯蔵される。残りのブドウ糖はエネルギー源として血液に乗って全身に送られる

5 血液中のブドウ糖の量が一定以上になると、膵臓からインスリンが分泌される。インスリンが正常に働かなくなると、血糖値が高いままになる

6 血液中のブドウ糖は、インスリンの助けによって、筋肉細胞や脂肪細胞に入っていく。筋肉ではエネルギーとして利用されたり、脂肪細胞では余ったブドウ糖が脂肪として貯蔵されたりする

Q どんな治療をするの？

A 治療は食事、運動＋薬の3本柱

糖尿病には大きく分けて「1型」「2型」の2つがあります。1型糖尿病は生活習慣にかかわらず発症しますが、2型糖尿病の大きな要因は遺伝と生活習慣なので、食事療法と運動療法が効果的です。食事療法と運動療法で血糖値をうまくコントロールできない場合は、薬物療法もとり入れます。高齢になると、サルコペニア（加齢などが原因で筋肉量の減少、筋力の低下が生じること）の状態になる人が増え、糖尿病になりやすくなります。生活習慣を見直し、改善しましょう。

食事のきほん

2型糖尿病の治療

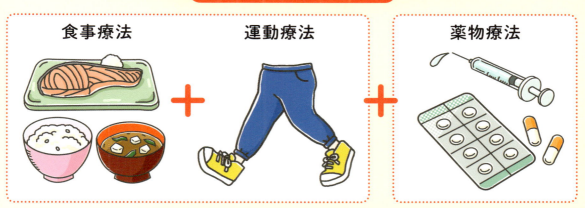

食事療法 ＋ 運動療法 ＋ 薬物療法

血糖コントロールの目標数値

目標	血糖正常化を目指す際の目標（注1）	合併症予防のための目標（注2）	治療強化が困難な際の目標（注3）
HbA1c (%)	6.0未満	7.0未満	8.0未満

治療目標は年齢、罹病期間、臓器障害、低血糖の危険性、サポート体制などを考慮して医師が個別に設定する。

（注1）適切な食事療法や運動療法だけで達成可能な場合、または薬物療法中でも低血糖などの副作用なく達成可能な場合の目標とする。
（注2）合併症予防の観点からHbA1cの目標値を7%未満とする。対応する血糖値としては、空腹時血糖値130mg/dL未満、食後2時間血糖値180mg/dL未満をおおよその目安とする。
（注3）血糖値などの副作用、その他の理由で治療の強化が難しい場合の目標とする。
（注4）いずれも成人に対しての目標であり、また妊娠例は除くものとする。

＊日本糖尿病学会 編・著：糖尿病治療ガイド2022-2023, p34, 文光堂, 2022

Q どのくらい食べていいの？

A まず、適正なエネルギー摂取量を知りましょう

そもそも1日の活動に必要なエネルギー量（カロリー）は、性別や年齢、体格、身体活動量によって異なります。下記の計算式で簡単に計算できます。

中高年になって代謝が落ち、活動量が減ったのに、若いころと同じ食事量では食べすぎです。自分に合った食事量（適正なエネルギー摂取量）を知り、目標体重をめざします。とはいえ、無理な減量はかえって糖尿病の悪化を招く可能性があります。まず、体重の3〜5％の減量を目標にして、エネルギー摂取量を調整しましょう。

1日に必要な適正エネルギー摂取量の計算式

Step 1 目標体重を算出する

身長(m) × 身長(m) × 22* = 目標体重(kg)

＊体格指数をあらわすBMI（ボディ・マス・インデックス）にもとづきます。BMIが「22」のときが病気になりにくく、理想的な体重とされています。

Step 2 エネルギー係数を求める

身体活動レベル	エネルギー係数
軽い労作（1日の大部分を座っている）	25〜30 kcal/kg
普通の労作（座っていることが多いが通勤・家事、軽い運動などを行う）	30〜35 kcal/kg
重い労作（力仕事を行っている、または活発な運動習慣がある）	35〜 kcal/kg

＊エネルギー係数は、身体活動レベルにもとづきます。体重1kgあたりに必要なエネルギー（kcal/kg）は、日常生活の活動量によって異なります。

Step 3 適正エネルギー量を割り出す

STEP1の目標体重(kg) × STEP2のエネルギー係数*(kcal/kg) = 適正なエネルギー摂取量(kcal)

＊肥満の人は、幅があるエネルギー係数の低いほうの数値で計算する。

例）身長170cm、会社員（男性、デスクワークが中心の場合）
1.7m × 1.7m × 22 ＝ 約64kg ←目標体重
64kg × 30kcal/kg ＝ 1920kcal ←適正なエネルギー摂取量

Q どんな食事がいいの？

A 栄養バランスのよい食事を心がけて！

食事のきほん

　私たちは生きていくために、さまざまな食べ物から栄養素をとっています。栄養素にはそれぞれ役割があり、どれも欠かせません。なかでも、エネルギーになる炭水化物、たんぱく質、脂質の三大栄養素に、体の調子をととのえるビタミンとミネラルを加えた五大栄養素をまんべんなくバランスよくとることが大切です。
　食事療法では、食べすぎずに1日の適正なエネルギー摂取量（カロリー）を守るとともに、体に必要な五大栄養素をバランスよくとることを考えて献立を組み立てます。

必要な五大栄養素とは

＼エネルギーになる／
炭水化物 ＝ 糖質 ＋ 食物繊維

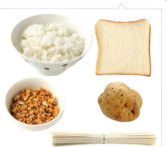

脳や体のエネルギーとなる栄養素。ごはんやパン、めんなどの主食や、いも類に含まれます。食べすぎると血糖値を上げるので、注意が必要です。
→くわしくは12ページ

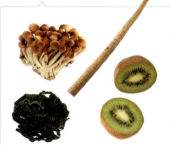

血糖値の急激な上昇やコレステロールの吸収を抑える栄養素。野菜やきのこ、海藻類、果物に豊富に含まれ、体内で消化、吸収できない成分です。
→くわしくは15ページ

＼エネルギーになる／
たんぱく質

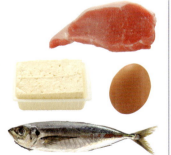

臓器や筋肉、ホルモンなどをつくる栄養素です。肉や魚、卵などの動物性たんぱく質、大豆製品などの植物性たんぱく質があります。
→くわしくは14ページ

＼エネルギーになる／
脂質

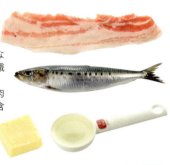

体のエネルギーとなり、細胞膜や神経組織などをつくる栄養素。バターや油のほか、肉や魚の体内の油脂も含まれます。

＼体の調子をととのえる／
ビタミン

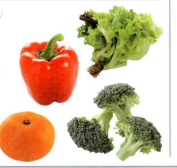

体の調子をととのえる働きを持つ栄養素。ビタミンA、C、Eなどさまざまな種類があります。主に、野菜や果物に含まれています。

＼体の調子をととのえる／
ミネラル

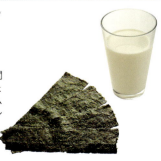

骨や歯をつくるほか、筋肉などの働きにも関わる栄養素。無機質とも呼ばれ、カルシウムや鉄、カリウム、リンなどがあります。

Q どんなふうに食べたらいいの？

A 定食スタイルを考えるといいでしょう

糖尿病の食事の基本は、主食、主菜、副菜の定食スタイルです。このような献立にすると自然と栄養バランスがととのいます。ただ、主菜や副菜は必ずしも1品でなくてかまいません。鮭の塩焼きが小さいときは納豆を追加する、などというように調整します。「栄養バランスのよい食事」とは、どのような食品を、どのくらい食べるとよいのか、具体的に見てみましょう（右ページ）。1食ごとにバランスをととのえるのはなかなか難しいもの。前後の食事や1週間単位で調整して、食事療法を続けましょう。

献立の基本は「主食＋主菜＋副菜」

主食
ごはん、パン、めん など

＋

主菜
肉や魚介、卵、大豆製品 など

＋

副菜
野菜やきのこ、海藻 など

主に 炭水化物
→**エネルギー源** となる

食物繊維が豊富な玄米、雑穀入りごはん、ライ麦パンなどを選ぶ。

主に たんぱく質
→**筋肉** をつくる

肉に偏りがちなので、魚介、大豆製品などもバランスよくとる。

主に ビタミン、ミネラル、食物繊維
→**美容・免疫** 系に作用する

主食、主菜に不足している栄養を補うため、しっかりとる。

＋

間食

糖質量が低いものを選ぶ。果物など糖質が多いものを食べるときは、主食を減らして。

1品以上でもOK
たんぱく質が足りない分はもう1品、組み合わせても。

汁物や副菜をもう1品足しても
1日の適正なエネルギー摂取量を超えなければ、増やしてOK。汁物は食塩量が多くなりがちなので1日1回に。

1日にとりたい食品の種類と目安

1日に必要なエネルギー摂取量が1600kcalの場合について、紹介します。
1400kcalの場合は主食や主菜となる食材は0.8倍に、1800kcalの場合は1.2倍にします。

1600kcalの例

主食：穀類

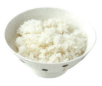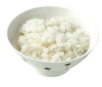

ごはん	150g×3食

主菜：肉や魚、大豆製品、卵

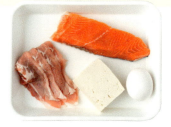

鮭	70～80g
豚もも肉	70～80g
木綿豆腐	100g
卵	1個

副菜：野菜やきのこ、海藻

 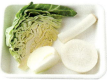 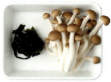
緑黄色野菜　　淡色野菜

緑黄色野菜	120g以上
淡色野菜	180～200g
きのこ類	30～50g
海藻類	5g

果物

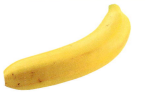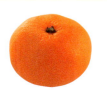

果物	100～150g ［バナナ中1本（90g） 　みかん中1個（85g）］

乳製品

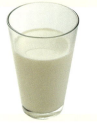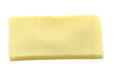

牛乳	コップ1杯 （200mL）
チーズ	1切れ （20g）

その他

油脂　　　　　甘味料

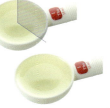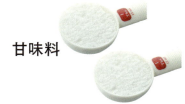

植物油	20g （大さじ1と2/3）
砂糖など	20g （大さじ2強）

食事のきほん

Q 主食はどのくらい食べていいの?

A 適正な量を毎食とりましょう

糖尿病になる人は、ごはんやパン、めんなどの主食を食べすぎている傾向があります。主食の主成分は糖質です。食べすぎると糖質だけでなく、エネルギー量も過剰になります。また、主食を減らしたり、食べなかったりすると、満足感が得られないので、たんぱく質や脂質をとりすぎてしまい、エネルギー量がオーバーしがちです。主食はとりすぎも不足もよくありません。適正な量を1日3食に分けて摂取します。

めん類は塩分が多いので、食べるときは注意しましょう。

主食の食べ方のポイント

Point 1 量を守る!

主食は適切な量を1日3食に分けてとることが大切。1食あたりの糖質量を一定量にし、1日3食とりましょう。

1食の主食の目安（1600kcalの例）

食パン 60g（6枚切り1枚）

ごはん 150g（小さめの茶碗1杯）
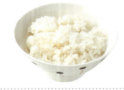

ゆでそば 160g（1袋）
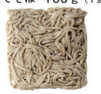

シリアル 60g
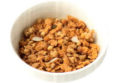

パスタ（乾）60g
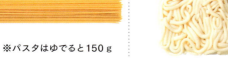

ゆでうどん 180g（1袋）

※パスタはゆでると150g

ごはん茶碗によそってはかる!

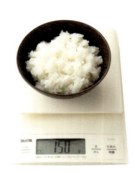

食事のたびに自分の適量をはかって量を覚えると、適量を守れるようになります。

小分け冷凍がおすすめ!

1食分ずつ冷凍しておくのがおすすめ。つい食べすぎてしまうことを防止できます。

冷凍するときは、温かいうちにラップで包むか、保存容器に入れるのがおすすめです。

ラップで包むとき

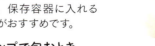

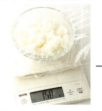
容器にラップを敷いてごはんを計量する。

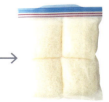
包んだら、冷凍用の保存袋に入れる。

Point 2 精製度の低いものを選ぶ

ごはんやパン、めん類は、精製された真っ白なものではなく、玄米や雑穀入りのごはん、ライ麦パンや全粒粉入りのパンなど、茶色いもの＝精製度の低いものを選びましょう。精製度が低い＝食物繊維が多く含まれるため、糖の吸収速度が遅くなり、血糖値がゆるやかに上昇します。

ごはん	色がまざったごはんがいい	ごはん(精白米)	◎ ごはん(玄米)	◎ ごはん(雑穀入り)
パン	パンは白より茶色を選んで	食パン	○ フランスパン	◎ ライ麦パン
めん	色の濃いめんを食べて	うどん	○ 中華めん	◎ そば

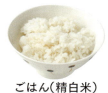

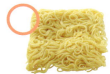
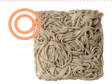

Point 3 主食は最初に食べない

糖質、たんぱく質、脂質は、血糖値の上昇スピードが異なります。糖質は食後急激に血糖値が上がるので、ごはんやめん類、パンなどの主食を最初に食べるのはやめましょう。食事の際はベジファーストに。食事は野菜→肉・魚→主食の順番で食べましょう。

パックごはんを活用！

以前は1食200ｇ程度のパックごはんが多かったですが、最近では150ｇ程度も多く出回っています。白飯はもちろん、玄米のほか、もち麦や雑穀入りごはんなど、さまざまな種類があるので、活用するのもいいでしょう。

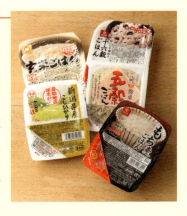

糖質の多い食品に注意！

糖質が多い食品は穀類ですが、糖質はいも類や野菜、果物にも多く含まれています。これらを食べるときは主食の量を減らすなどして調整しましょう。

多く含まれる食品
- じゃがいも
- かぼちゃ
- れんこん
- とうもろこし
- 果物
- など

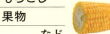

食事のきほん

Q たんぱく質は1日にどのくらいとるといいの?

A たんぱく質は男性1日65g、女性1日50gが目安です

たんぱく質は筋肉など体をつくる材料です。筋肉量が増えると、血糖値の改善につながるので、たんぱく質は毎食とりましょう。糖尿病になってもたんぱく量の制限はありません。とはいえ、いくらでも食べてよいわけではありません。たんぱく質のとりすぎはエネルギー量の過剰摂取につながるので注意しましょう。

たんぱく質には肉や魚などの動物性たんぱく質、大豆などの植物性たんぱく質があります。どちらも同量ずつバランスよくとるとよいでしょう。

1日にとりたいたんぱく質量を把握する

1日に必要なたんぱく質摂取量   *「日本人の食事摂取基準2020年版」より

推奨量　18歳〜64歳　**男性1日65g、　女性1日50g**

目標体重と運動量から知る方法

運動習慣がない人（身体活動レベルが「普通の労作」の場合）[*1]

目標体重 [　　]kg × 身体活動量(1.2)[*2] ＝ [　　]g/日

*1 目標体重と身体活動レベルについては、8ページで解説しています。
*2 筋トレなどの運動習慣がある人は、身体活動量1.6〜2.0が目安。たんぱく質がより多く必要です。

1日のたんぱく質食品の目安量（1600kcalの例）

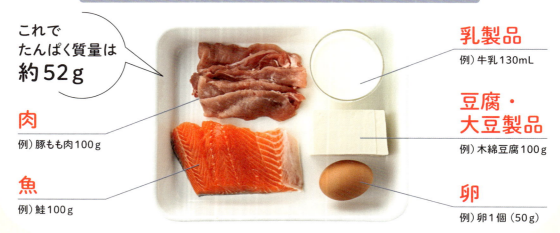

これでたんぱく質量は約52g

肉 例）豚もも肉100g
魚 例）鮭100g
乳製品 例）牛乳130mL
豆腐・大豆製品 例）木綿豆腐100g
卵 例）卵1個（50g）

Q 食物繊維は血糖値コントロールに大切?

A 食物繊維をしっかりとると、血糖値の上昇がゆるやかになります

炭水化物から糖質を除いた食物繊維は、体内で消化・吸収ができない成分です。食物繊維には、血糖値の急激な上昇を抑える働きがあるので、意識して摂取しましょう。1日の摂取目安量は約20gです。食物繊維には不溶性と水溶性の2種類があり、血糖値のコントロールに有益なのは水溶性食物繊維です。

食事のきほん

食物繊維の種類

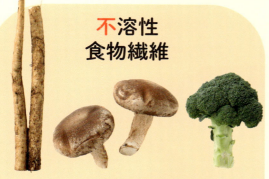

不溶性食物繊維

水にとけず、腸内で水分を吸収してふくらみ、体内の余分な有害物質を吸着して排出させます。排便を促進する作用があるので、便秘の予防になります。きのこやごぼうなど、かみごたえのある食材に多く含まれます。

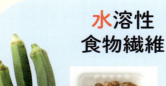

水溶性食物繊維

水にとけて腸内で水分を含み、余分な糖質やコレステロールの吸収速度を遅くします。また、食後の血糖値上昇をゆるやかにしたり、血中コレステロール値の上昇を抑えたりするなどの働きがあります。

食物繊維をとるときのコツ

コツ1 野菜は350gとる

野菜は1日350g摂取するのが目標です。1日350g食べると、食物繊維やビタミン、ミネラルが十分に摂取できます。写真の量がおおよその目安です。視覚的に把握して、1日の食事でしっかりとりましょう。

緑黄色野菜120g以上、
淡色野菜180〜200g、
きのこ30〜50g、海藻5gを
めざしましょう!

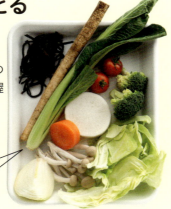

コツ2 主食からも食物繊維をとる!

食物繊維を含むのは野菜やきのこだけではありません。主食となるごはんやパンなどからも摂取できます。精製度の低いものほど、食物繊維が多く含まれています。玄米や雑穀ごはん、ライ麦パンや全粒粉入りのパンを選びましょう。

Q 食塩はどのくらいとっていいの?

A 1日の目安は、男性7.5g未満、女性6.5g未満

糖尿病などの生活習慣病の改善、予防には、減塩が必須です。食塩をとりすぎると、高血圧や動脈硬化を進行させ、脳梗塞や狭心症などを発症させます。血糖値が高い人も食塩をとりすぎないように心がけましょう。食材や加工食品にも食塩が含まれています。意識せずに加工食品ばかりを食べていると、食塩のとりすぎにつながります。調味料をはかることで過剰摂取を防ぐことができます。

1日の食塩摂取量の目安

1日の食塩摂取目標値

*「日本人の食事摂取基準2020年版」より

成人の場合　男性1日**7.5g未満**、　女性1日**6.5g未満**

減塩のコツ

コツ1 調味料はきちんとはかる

みそ、しょうゆ、塩などの調味料は目分量で使用すると、食塩をとりすぎがちです。きちんと計量する習慣を身につけて。外食や市販品を食べるときは栄養成分値を確認しましょう。

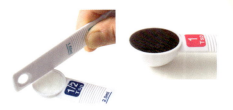

コツ2 香り、酸味、辛みを足す

薄味でも満足するには、塩味のかわりに香味野菜の香り、酢やレモンなどの酸味、香辛料の辛みをプラスするのがおすすめです。

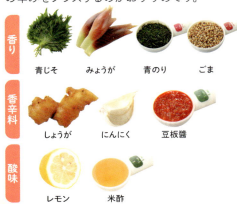

香り: 青じそ、みょうが、青のり、ごま
香辛料: しょうが、にんにく、豆板醤
酸味: レモン、米酢

コツ3 食塩の多い食品に注意!

ソーセージやハム、ベーコンなどの肉加工品、ちくわやかまぼこなどの魚介加工品、ラーメンなどのめん類には食塩が多く含まれているので、食べる頻度を控えましょう。うどん、そば、ラーメンなどのめん類の汁は全部飲まずに残しましょう。

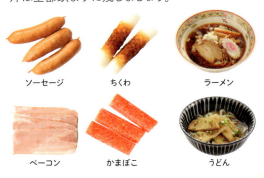

ソーセージ、ちくわ、ラーメン
ベーコン、かまぼこ、うどん

Q おやつや果物は食べていいの?

A おやつはできるだけ控えて。果物は量に注意を!

3食の食事以外に糖質が多い菓子を食べると血糖値が下がる時間がなくなるので、極力控えましょう。

果物にはビタミンやミネラル、食物繊維などが含まれ、特にビタミンCの重要な供給源ですが、同時に糖質成分（ブドウ糖とショ糖）も多く含むため、食べた直後に血糖値を上昇させるという特徴があります。エネルギーの過剰摂取にもつながるので、果物を食べるときは、主食のごはんを減らすなどエネルギー量の調節が必要です。

食事のきほん

間食のとり方のポイント

Point 1 「3時のおやつ」ではなく、「食後のデザート」に

おやつは夕食後に食べると、就寝までに消費できない可能性が高いので、エネルギーを消費しやすい午前中や昼間、運動前に食べましょう。また、空腹状態で食べると糖分をとり込みやすく、血糖値が急上昇するので、食後のデザートとして食べるほうがよいでしょう。

Point 2 甘味中毒に要注意!

糖質中毒という言葉があるように、甘いものや菓子は食べ始めたら止まらなくなり、つい食べすぎてしまいがち。食後のデザートを習慣にすることもやめましょう。どうしても食べたいときは1回に食べる量を決めて皿などに取り分けます。個包装になっている小袋タイプを選ぶのも◎。

Point 3 ストック、買いすぎはNG!

買い置きの菓子があると、つい一袋全部食べてしまうといった行動につながります。安いからとまとめ買いをすることも控えましょう。おなかがすいたからと食事がわりにスナックを食べるのも、目の前になければ避けることができます。

Point 4 果物は食べすぎないで

1日に食べる量は、医師や管理栄養士に相談しましょう。

下記の分量で80kcal、糖質20g程度です。この分量を食べる場合は、ごはん50g、食パン30g（6枚切り1/2枚）、バターロール30g（1個）を減らしましょう。

いちご	中6粒（250g）
りんご	大1/2個（150g）
みかん	中2個（170g）
グレープフルーツ	中3/4個（200g）
バナナ	中1本（90g）
ぶどう（巨峰）	12粒 135g
シャインマスカット	13粒 130g
柿	中1個（130g）
キウイフルーツ	小2個（150g）
ドライいちじく	小2個（30g）
干し柿	3/4個（30g）
ドライプルーン	小4個（40g）

※重量は、皮や種などを除いた実際に食べられる正味量です。

Q アルコールは飲んでもいいの？

A できるだけ控えましょう。飲むときは飲み方に注意を！

アルコールは1gあたり7kcalと高エネルギーなので、飲酒すると1日の適正なエネルギー摂取量をオーバーしがちです。さらに、飲酒すると、食べすぎてしまいがちです。深酒は肝臓に負担がかかるので、低血糖になることもあります。また、飲酒すると気持ちがゆるみ、血糖コントロールの妨げとなるので、注意が必要です。

飲酒は連日ではなく、たしなむ程度ならかまいません。飲む回数や量など、主治医と相談して決めましょう。酔うと自制がきかなくなる人は、断酒がおすすめです。

アルコールの飲み方のポイント

Point 1 遅い時間に飲まない

アルコールを遅い時間に飲むと、寝る直前までお酒を飲み、おつまみを食べてしまいがち。飲む場合も、寝る3時間前までに。

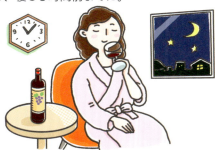

Point 2 お酒だけを飲まない

飲酒して食べすぎるのもよくありませんが、お酒だけ飲むのも肝臓に負担をかけます。飲酒は、夕食時にたしなむ程度にしましょう。

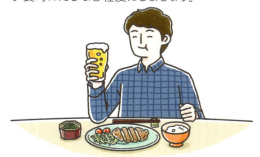

Point 3 おつまみに注意

おつまみはエネルギー量が高く、味の濃いものが多いです。アルコールもおつまみも、適正なエネルギー摂取量内に抑えるようにしましょう。

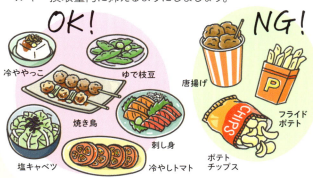

Point 4 飲む量に注意

飲みすぎは禁物。適量を守りましょう。女性の適量は下記の半分の量です。

1回に飲む酒の目安量（純アルコール量20g）

焼酎（25度）	1/2合（90mL）
缶チューハイ（5%）	1本（500mL）
ウイスキー	ダブル（60mL）
ブランデー	ダブル（60mL）
ビール	1本（500mL）
日本酒	1合（180mL）
ワイン	2杯（220mL）
紹興酒	5杯（150mL）

※酒の種類によって異なります。

Q 血糖値を上げない食事とは?

A 1日3食規則正しく！

「食事を抜く」、「まとめて食べる」、「不規則な食事」は、食後に血糖値を急激に上昇させてしまうので、膵臓に負担がかかり、インスリンが正常に働かなくなります。

朝食・昼食・夕食と1日3回に分けて食べましょう。夜は活動量が減るので、朝食3：昼食4：夕食3の割合を心がけます。

食事のきほん

こんな食べ方は NG!

早食い

急いで食べると満腹中枢から指令が出ないため、満腹感を得られません。食べすぎの原因になるので、15分以上かけて、30回以上ゆっくりかんで、食べましょう。

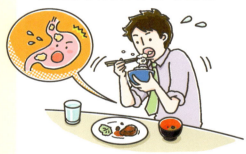

主食だけ食べる

おにぎりやパン、めん類などの主食だけを食べるのは手軽ですが、主食は血糖値を急激に上昇させるので、おかずも一緒にとりましょう。

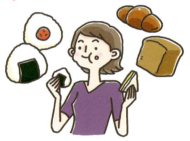

寝る直前に食べる

食事後にすぐ寝ると、脂肪が合成されやすく、脂肪が蓄積されやすくなり、肥満につながるうえ、就寝中に血糖値が高い状態になってしまいます。寝る時間の3時間以上前に食べましょう。

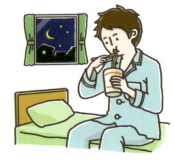

食事の回数が少なくまとめ食い

まとめ食いは、一度にたくさんのインスリンが必要になり、膵臓に負担がかかります。糖尿病の悪化につながるのでやめましょう。

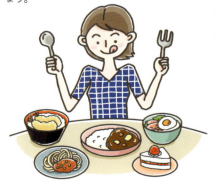

主食から食べる

食物繊維には、血糖値の上昇を抑える働きがあります。食物繊維を多く含む野菜やきのこから食べましょう。食物繊維が豊富な食材は、よくかまないと飲み込めないので、自然とゆっくり食べることになる利点もあります。

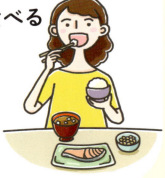

Q 外食・市販品はどんなふうに選ぶといいの？

A 主食だけにならないように気をつけます

外食で重要なのがお店の選び方。どんぶり物やめん類が中心だと、たんぱく質源となる肉や魚介も野菜も不足しがちです。主食や主菜、副菜がそろう定食屋や、メニューが豊富なファミリーレストランを選びます。意外に、居酒屋は刺し身、焼き鳥などのたんぱく質のおかずや、サラダやおひたしといった副菜も充実しています。外食では、ごはんの量が多めなのであらかじめ少なく注文します。あれば食物繊維が豊富な玄米や雑穀入りのごはんを選びましょう。外食して食べすぎてしまったら、翌日にリセットを。

外食するときのポイント

Point 1 定食スタイルをチョイス

外食では、どんぶり物やめん類などの単品のメニューが豊富。それだと野菜が不足しがちで、栄養バランスがととのいません。主食、主菜、副菜がそろう定食スタイルを選びましょう。単品のときは、野菜がとれる副菜を追加します。

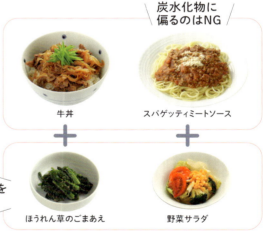

炭水化物に偏るのはNG
牛丼 ＋ スパゲッティミートソース
副菜で野菜をプラス！
ほうれん草のごまあえ ＋ 野菜サラダ

Point 2 メニューやHPなどの表示を確認！

外食では、栄養価のうちエネルギー量などの数値をメニューやサイトなどで表示していることもあります。確認してメニューを選びましょう。単独の店舗よりも、チェーン店のほうが栄養価を公開しています。
➡くわしくは21ページ（栄養成分表示の見方）

Point 3 食塩のとりすぎに注意！

外食は食塩量が多くなりがち。汁物の塩分が多いと感じたら、残しましょう。めん類の汁も飲み干さないこと。食塩量の多い漬け物も残しましょう。ドレッシングや調味料は、できるだけ自分でかけて調節しましょう。

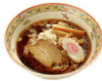
ラーメン

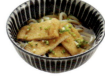
うどん

栄養成分表示の見方

糖尿病の食事療法では、外食や市販品も上手に活用したいもの。市販品を賢く選ぶために大切なのは、食品の栄養成分表示を読みとること。

外食でも、エネルギー量や食塩量などは表示していることが多く、コンビニやスーパーの総菜などの市販品もほとんどが表示されています。市販品を購入するときは、必ず栄養成分表示のラベルを確認する習慣をつけましょう。

● **栄養成分の義務表示**
義務づけられている栄養成分は、①熱量（エネルギー）、②たんぱく質、③脂質、④炭水化物、⑤ナトリウム（食塩相当量に換算して表示する）の5項目です。

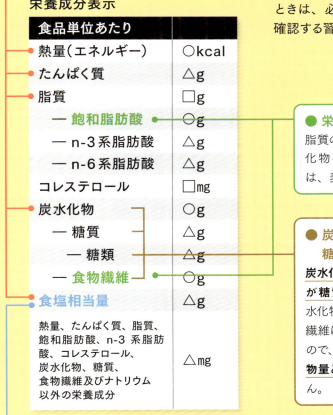

● **栄養成分の推奨表示**
脂質のうち「飽和脂肪酸」と、炭水化物のうち「食物繊維」の2項目は、表示が推奨されています。

● **炭水化物から糖質を読みとる方法**
炭水化物から食物繊維を引いたものが糖質です。ほとんどの食品に炭水化物が表示されていますが、食物繊維は記載されていないことも多いので、その場合は、糖質量＝炭水化物量と考えてもさほど差はありません。

● **食塩相当量について**
以前は「ナトリウム」の表示でしたが、ナトリウム値に換算係数をかけて食塩相当量を求める必要があったため、消費者が活用しやすいように、食塩相当量での表示に変更されました。ただ、まだナトリウム表示も多く見られます。**ナトリウムを食塩量におきかえる計算式**は次のとおりです。

食塩相当量(g)＝ナトリウム値(mg)×2.54(塩分換算係数)÷1000

市販品の食べ方のポイント

市販品は栄養成分が表記されているので、実は食事療法に向いています。
よい組み合わせ方を覚えましょう。

NG! ありがちな選び方

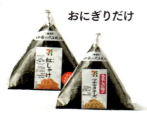
おにぎりだけ

そばだけ

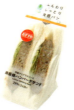
サンドイッチだけ

菓子パンとジュース

主食だけはダメ! 主食だけを購入している人が多いようです。サンドイッチには具がありますが、それでは栄養は不十分です。菓子パンを選ぶと糖質過多になりがちです。

バランスよく食べましょう!

肉や魚介(たんぱく質) ＋ ごはんやパン、めん類(炭水化物) ＋ 野菜(ビタミン・ミネラル・食物繊維)

OK! 組み合わせ方のおすすめ6選

例1

おにぎりのほかに、たんぱく質がとれるさば缶、野菜はスティック野菜を合わせます。スティック野菜のドレッシングは塩分が多いので残して。

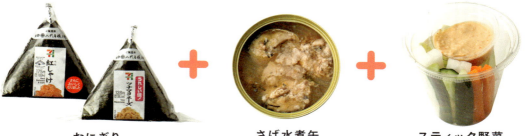

おにぎり ＋ さば水煮缶 ＋ スティック野菜

例2

肉や魚がとれるサンドイッチにサラダとヨーグルトを組み合わせます。付属のドレッシングは1/3量程度を使います。サンドイッチが野菜主体の場合は59ページを参考に。

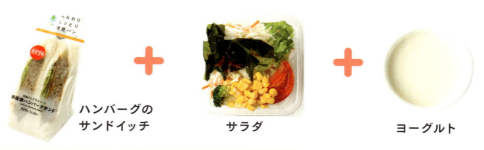

ハンバーグのサンドイッチ ＋ サラダ ＋ ヨーグルト

22

例 3 そばだけはNG！ たんぱく質がとれる卵焼きと食物繊維がとれるひじきの煮物を合わせて。卵焼きはサラダチキンなどでも◎。

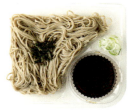 + 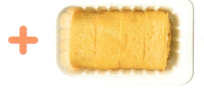 +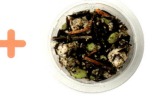

そば　　　　　　　卵焼き　　　　　　　ひじきの煮物

例 4 パスタ入りスープが主食です。汁を全部飲むと食塩のとりすぎなので、30％程度は残します。サラダチキン＋カット野菜は、たんぱく質がとれるサラダでも。

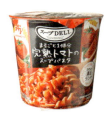 + 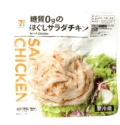 +

パスタ入りスープ　　　サラダチキン　　　サラダ用カット野菜

例 5 ミックスビーンズでたんぱく質、ビタミン、ミネラル、食物繊維を補給！
そのまま食べても、サラダに混ぜても。はるさめ入りスープの汁は30％ほど残して。

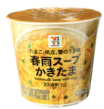 + 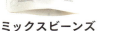 +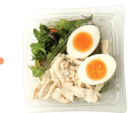

はるさめ入りスープ　　　ミックスビーンズ　　　鶏むね肉のサラダ

例 6 レトルト食品も活用しだいでOKです！ 牛皿、パックごはんともにレンチンを。野菜ジュースをサラダやスティック野菜にかえても。

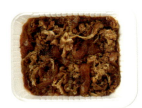 + 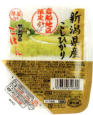 +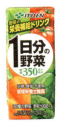

牛皿　　　　　　　ごはん　　　　　　　野菜ジュース

食事のきほん

食材の選び方を変えよう！
お役立ち食材はコレ！

24ページから29ページで、この本のレシピで大活躍した食材を紹介しています。すべて買いそろえる必要はありません。どんなものがあると便利か、見てみましょう。なお、肉や魚介、野菜など、一般的な食材は省いています。

常温保存の食材

冷蔵、冷凍しなくていいので、保存が楽ちん！

魚介加工品

魚介の缶詰

魚介の缶詰は種類が豊富。なかでも水煮はエネルギー量も低く使いやすい。缶詰は常温で長期保存可能なので、ぜひそろえましょう。

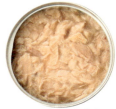
ツナ缶（水煮）

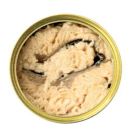
鮭缶（水煮）

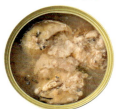
さば缶（水煮）

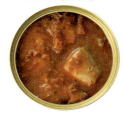
さば缶（みそ煮）

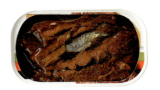
さんま缶（かば焼き）

豆

たんぱく質も補給できるミックスビーンズや蒸し大豆。レトルトパウチタイプや缶詰がある。

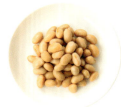
蒸し大豆

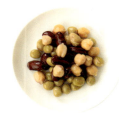
ミックスビーンズ

海藻

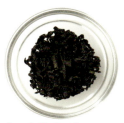
カットわかめ
水でもどすだけですぐに使えて便利。

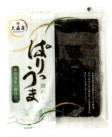
のり
風味豊か。切ったりちぎったりして使える。

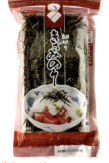
刻みのり
細く切ってあり、使いやすい。

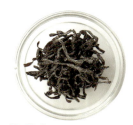
塩昆布
味が決まりやすいので、おすすめ。

ごま
風味づけに最適。白でも黒でもOK！

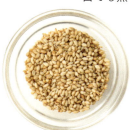

いり白ごま

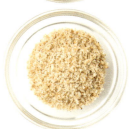

すり白ごま

その他

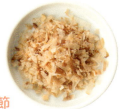

削り節
うまみがあり、何にでも合う。

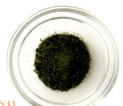

青のり
磯の香りがアクセントになる。

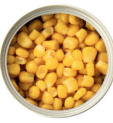

コーン
彩りのアクセントに。レトルトパウチタイプや缶詰がある。

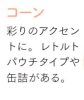

カレーフレーク
フレークタイプでとけやすいカレー調味料。

市販品

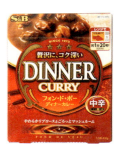

レトルトカレー
常備しておくと便利。温める方法は、レンジ加熱可能なタイプとそうでないものがあるので注意を。

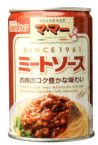

ミートソース缶
開封後に余ったら、保存容器に移して冷蔵室で保存し、できるだけ早く使いきる。

トマトソース缶
開封後に余ったら、保存容器に移して冷蔵室で保存し、できるだけ早く使いきる。

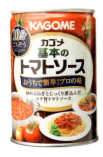

レトルトのみそ汁
急いでいるときに便利。少量を使うには、フリーズドライタイプよりも、調味みそのタイプが使いやすい。

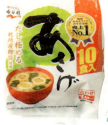

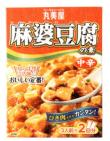

市販のもと
麻婆豆腐や青椒肉絲など、調味料が複数必要な料理は、市販のものを賢く使うのも◎。

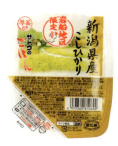

パックごはん
炊くのが面倒なときにおすすめ。
→くわしくは13ページ

冷蔵保存の食材

冷蔵室での保存が必要ですが、便利な食材です。

肉加工品

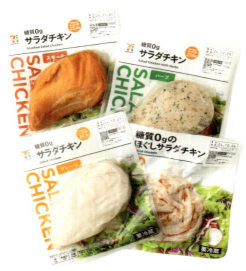
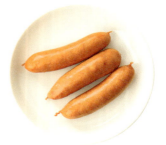

サラダチキン
さまざまなフレーバーがあるので、好みのものを。ほぐしてあるタイプを使うと、切る必要がなく楽。

ウインナソーセージ
あらびきタイプが歯ごたえがあって◎。

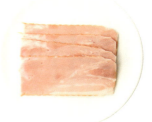

ベーコン
うまみがよく出る。エネルギー量や塩分に注意。

卵

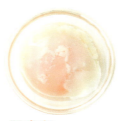

ゆで卵
自分でゆでて保存するのでもいい。

温泉卵
とろりとした食感が楽しめて◎。

魚介

刺し身
魚介は低エネルギーなうえ、刺し身は加熱せずに食べられて便利。小分けパックもあり使いやすい。

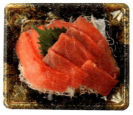
まぐろ

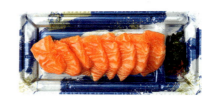
サーモン

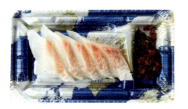
たい

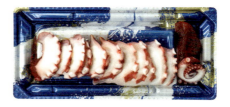
たこ

魚介加工品

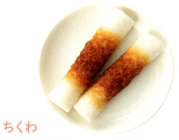

ちくわ
食べごたえがあるのがうれしい。塩分に注意を！

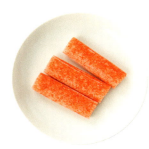

かに風味かまぼこ
コスパが抜群！

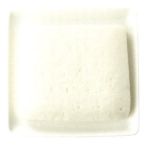

はんぺん
淡泊なのでなんにでも合う。加熱せずに食べられるのもうれしい。

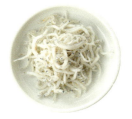

しらす干し
たんぱく質の補給源になる。

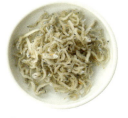

ちりめんじゃこ
塩けがあるので、味のアクセントになる。

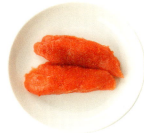

からし明太子
辛いのが苦手な人はたらこでも。冷凍保存も可能。

大豆製品

豆腐 植物性たんぱく質がとれて貴重。淡泊で合わせやすい。小さめサイズを選んで。

納豆 使い勝手がよいのでおすすめ。

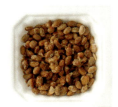
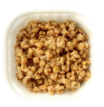

小粒 / ひきわり

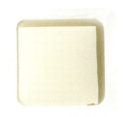

木綿 / 絹ごし

海藻加工品

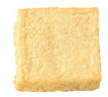

厚揚げ
豆腐を揚げているのでコクがある。

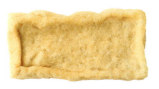

油揚げ
香ばしさがほしいときに使うとよい。

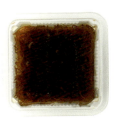

味つきもずく酢
からみやすいので、ドレッシングがわりに◎。

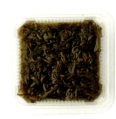

味つきめかぶ
味がついているので使い勝手がいい。もずくよりも食感がほしいときに。

🟠 野菜

カット野菜
洗う手間、切る時間が省けて便利。いため用、サラダ用、鍋用など、さまざまな種類がある。

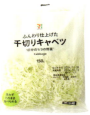
せん切りキャベツ

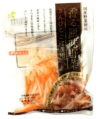
きんぴらごぼう用

カットきのこ
石づきが切り落とされ、切ってあるので使いやすい。

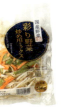
いため用

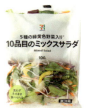
いため用

サラダ用

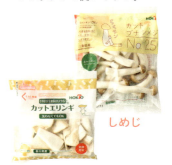
エリンギ / しめじ

刻みねぎ
少量使うだけで料理がワンランクアップ！

青ねぎ

白ねぎ

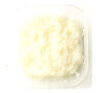
大根おろし
すりおろすのは面倒。気軽に使えて◎。

白菜キムチ
味に変化をつけたいときに。

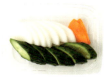
漬け物
塩けが多いので、食べるときは少量を。

🟠 乳製品

チーズ
コク出しになる。塩けが強いので使いすぎに注意を。

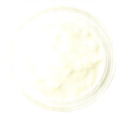
ヨーグルト
無糖のプレーンヨーグルトを選んで。

粉チーズ

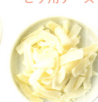
ピザ用チーズ

＼便利な瓶詰め！／

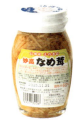
なめたけ
ごはんのお供になるだけでなく、野菜や豆腐に合わせてもいい。

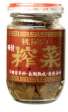
味つきザーサイ
塩けが強いので、使うときは少量に。

のりのつくだ煮
調味料がわりに使えて便利。

🟠 総菜
主菜も副菜も、総菜を上手に活用。揚げ物はエネルギー量が多いので避けて。

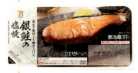
鮭の塩焼き

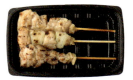
焼き鳥

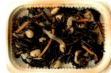
ひじきの煮物

冷凍保存の食材

冷凍食材は、冷蔵商品よりも保存期間が長いのが◎。

冷凍豚バラ肉
薄切りタイプの冷凍肉は、少量ずつ使えて便利。

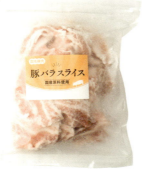

冷凍ひき肉
パラパラの状態で冷凍してあるので、凍ったまま使用できて便利。豚、鶏、合いびきがあるので、好みのものを使うとよい。

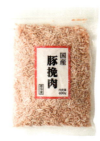 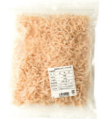 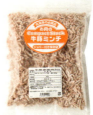

豚　　　鶏　　　合いびき

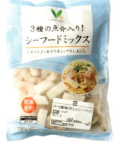

冷凍シーフードミックス
えびやほたて、いかなどが入っている。冷蔵室での解凍ではなく、流水解凍するとおいしい。

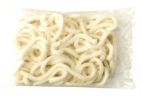

冷凍うどん
乾めんよりもゆでる時間を短縮できて◎。

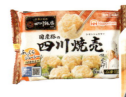

総菜
シューマイなどの主菜の冷凍食品を常備しておくと、いつでも食べられて便利。

冷凍野菜

下ゆで不要で使いやすい。凍ったまま使って。

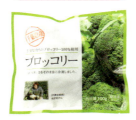 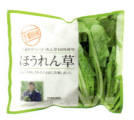 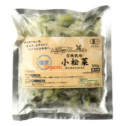 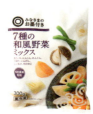

ブロッコリー　　ほうれん草　　小松菜　　和風ミックス

→くわしくは56ページ

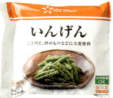 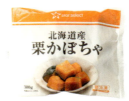 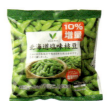

さやいんげん　　かぼちゃ　　枝豆

この本で使う調味料

この本のレシピで使った調味料を紹介します。

砂糖
上白糖を使用。

塩
うまみがあり、ミネラルが豊富なあら塩を使用。

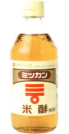
酢
まろやかな酸味が特徴の米酢を使用。

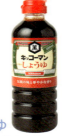
しょうゆ
濃口しょうゆを使用。

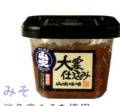
みそ
淡色辛みそを使用。

酒
料理酒を使用。好みの日本酒を使っても。

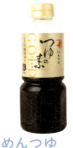
めんつゆ
3倍濃縮タイプを使用。味つけが決まるのであると便利。

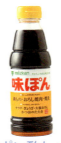
ポン酢しょうゆ
かんきつ類の風味がさわやか。

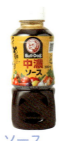
ソース
スパイシーで甘みも強い中濃ソースを使用。

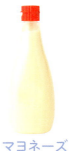
マヨネーズ
カロリーが高めなので、使用量に注意。

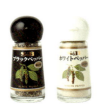
こしょう
あらびき黒こしょうと白こしょうを使用。

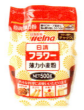
小麦粉
薄力粉を使用。

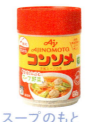
スープのもと
洋風と中華風(鶏ガラスープのもと)を使用。食塩を含むので使いすぎに注意を。

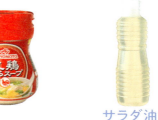
サラダ油
いため油に。好みの植物油を使っても。

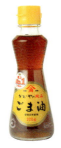
ごま油
ごまの風味やコクをプラスしたいときに。

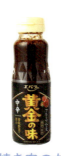
焼き肉のたれ
うまみがあるので使いやすい。使うときは少量を。

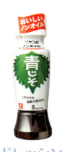
ドレッシング
ノンオイルタイプを選んで。低エネルギー量の和風が◎。

香りや味のアクセントに！

味に変化がつく香辛料は、糖尿病の食事療法の強力な味方。しょうがなどは少量使えるチューブタイプが便利。

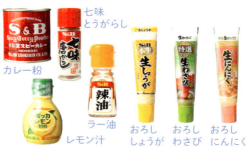

カレー粉／七味とうがらし／レモン汁／ラー油／おろししょうが／おろしわさび／おろしにんにく

この本で使う調理道具

調理が楽ちんになる調理道具を紹介します。

計量する ※計量の仕方は32ページ参照。

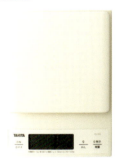

はかり（デジタルスケール）
0.1g単位で計量でき、容器を差し引いた重さをはかれる風袋機能つきが便利。

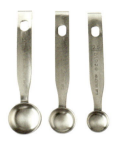

計量スプーン
大さじ1＝15mL、小さじ1＝5mL。小さじ1/2もあると便利。

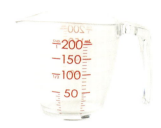

計量カップ
1カップ＝200mL。

切る

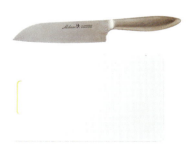

包丁とまな板
万能包丁がひとつあればOK。まな板はシートタイプでも。

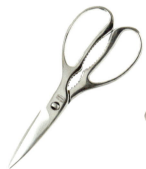

キッチンばさみ
食材を切るときにあると便利。まな板を使わずに切れるのがうれしい。

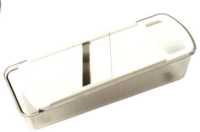

スライサー
面倒な野菜の薄切りやせん切りは、スライサーで。

加熱する

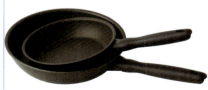

フライパン
フッ素樹脂加工のものを使用。直径20、26cmの2サイズあると便利。まずは直径26cmを。

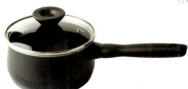

鍋
直径16cmが使いやすい。ふたも用意する。

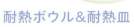

耐熱ボウル＆耐熱皿
電子レンジ加熱の必需品。ボウルは直径16cm、皿は直径22cmが使いやすい。

計量の仕方

糖尿病の食事療法では、調味料を正確にはかることが大事です。計量の方法を覚えましょう。

はかり

器をのせておき、目盛りを0にしてから計量したいものを入れてはかる。

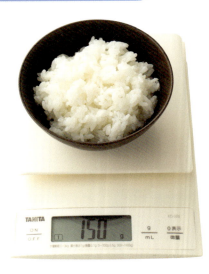

計量カップ

液体は平らなところではかる。真横から見て、目盛りとぴったり平行になるように注ぐ。

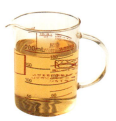

米のカップは1合=180mL（写真左）で、計量カップとは容量が異なる。レシピの1カップは200mLなので間違えないように。

計量スプーン

粉類

塩や砂糖は、スプーンの縁と同じ高さで平らにした状態（＝すりきり）が目安。すりきりのやり方は、多めにすくってから、ほかのスプーンの柄やナイフなどで、柄のつけ根からスプーンの先に向かって平らにする。

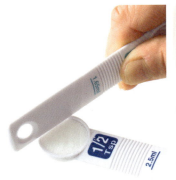

＊1/2のとき
すりきりにしてから、スプーンの柄やナイフなどで半量をかき出す。

液体

表面張力でスプーンの縁から盛り上がるまで満たした状態が1杯。しょうゆなどの液体をスプーンからこぼれ落ちる寸前まで入れる。

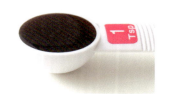

指ばかり

少々

親指と人さし指の2本でつまめる量。約小さじ1/8の量。

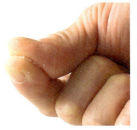

ひとつまみ

親指と人指し指、中指の3本でつまめる量。約小さじ1/5の量。

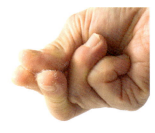

1
組み合わせるだけ！
料理いらずのおかず

食材を切る、加熱するのは最小限。
ほとんど調理せずに、食材を組み合わせるだけで
でき上がるおかずを紹介します。

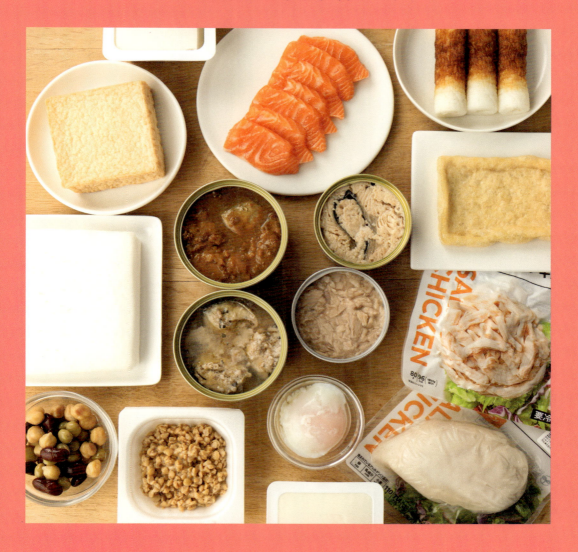

ツナ缶で

ツナ缶は糖尿病の食事療法の味方。
油漬けではなく、水煮を選ぶのがポイント！

電子レンジ / 包丁いらず / 調理時間 5分

ツナともやしのさっと煮

材料 1人分

ツナ缶（水煮）…… 1缶（70g）
もやし …… 1袋（200g）
しょうゆ …… 小さじ1

作り方

耐熱ボウルにツナ（缶汁ごと）、もやし、しょうゆを入れてラップをふんわりかけ、電子レンジで4分加熱してさっとまぜる。

memo ツナのうまみが詰まった缶汁もすべて使うことで、塩分が控えめでもおいしく食べられる。

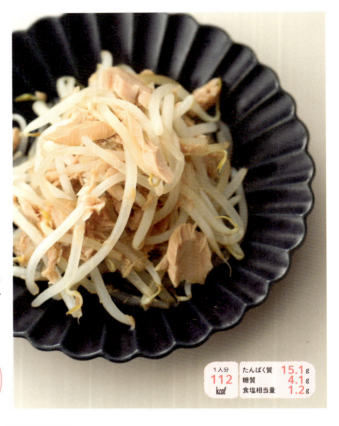

1人分 112kcal / たんぱく質 15.1g / 糖質 4.1g / 食塩相当量 1.2g

1人分 85kcal / たんぱく質 9.4g / 糖質 3.2g / 食塩相当量 0.4g

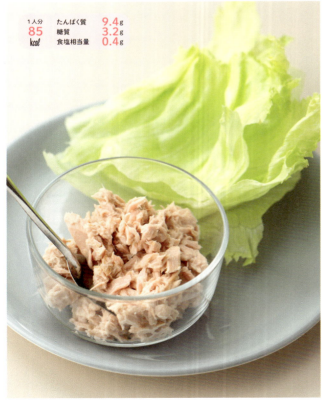

包丁いらず / 調理時間 3分

ツナマヨレタス

材料 1人分

ツナ缶（水煮）…… 1缶（70g）
マヨネーズ …… 小さじ1
レタス …… 1枚（40g）

作り方

ツナは汁けをきってボウルに入れ、マヨネーズを加えてまぜる。レタスに包んで食べる。

memo ツナにうまみがあるので、マヨネーズは最小限でOK。レタスと一緒に食べることで満足感がアップ。

ツナみそピーマン

材料 1人分

ツナ缶（水煮）…… 1缶（70g）
ピーマン …… 2個（60g）
みそ …… 小さじ1/2

作り方

1. ピーマンは縦半分に切ってへたと種をとり除く。
2. ツナは缶汁をきってボウルに入れ、みそを加えてまぜて**1**にのせる。
3. 耐熱皿に**2**をのせてラップをふんわりとかけ、電子レンジで2分加熱する。

memo レンジ加熱することで、ピーマンがやわらかくなって食べやすい。

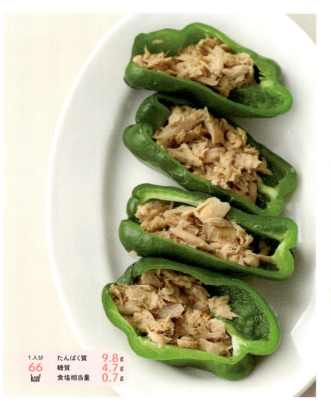

1人分	たんぱく質	9.8 g
66 kcal	糖質	4.7 g
	食塩相当量	0.7 g

1 料理いらずのおかず

ツナとコーン、ほうれん草のサラダ

材料 1人分

ツナ缶（水煮）…… 1缶（70g）
コーン缶 …… 大さじ2（24g）
冷凍ほうれん草 …… 100g
A ┌ ポン酢しょうゆ …… 小さじ1
　└ 砂糖 …… 小さじ1/4

作り方

1. ツナ、コーンは缶汁をきる。
2. 耐熱ボウルに**1**、冷凍ほうれん草を入れてラップをふんわりとかけ、電子レンジで3分加熱する。あら熱がとれたら**A**を加えてあえる。

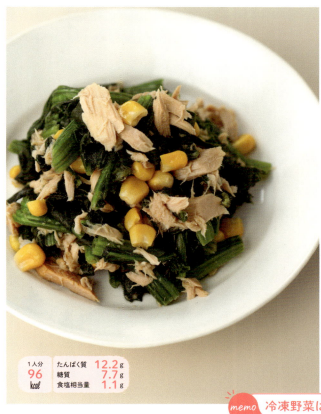

1人分	たんぱく質	12.2 g
96 kcal	糖質	7.7 g
	食塩相当量	1.1 g

memo 冷凍野菜はブロッコリーやかぼちゃでも。もうひと手間かけてあらいみじん切りの玉ねぎをプラスしても。

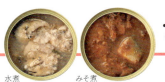
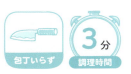

水煮　みそ煮

さば缶で

さば缶は水煮とみそ煮のどちらを使ってもOK。
みそ煮の場合は缶汁をきって！

包丁いらず　調理時間 3分

さば缶のごままぶし

材料 1人分

さば缶（水煮）…… 1/2缶（100g）
すり白ごま …… 大さじ1/2
サラダ用カット野菜 …… 1/2袋（50g）

作り方

1. さばは缶汁をきり、大きければ半分に割る。
2. バットにごまを入れ、1を加えてまぶす。
3. 器にカット野菜を盛り、2をのせる。

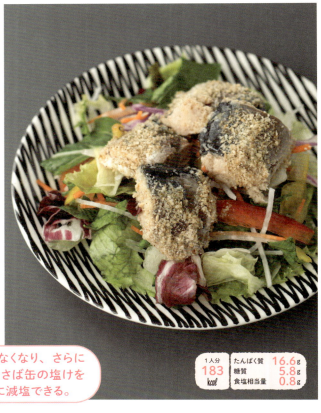

memo すりごまをまぶすと、さばの水っぽさがなくなり、さらに香ばしさも加わっておいしく食べられる。さば缶の塩けを生かし、サラダのドレッシングは使わずに減塩できる。

1人分 183 kcal　たんぱく質 16.6g　糖質 5.8g　食塩相当量 0.8g

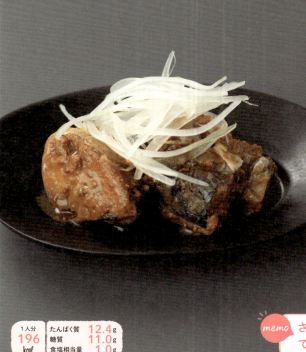

包丁いらず　スライサー　調理時間 5分

さばみそ オニオンのせ

材料 1人分

さば缶（みそ煮）…… 1/2缶（100g）
玉ねぎ …… 1/10個（20g）

作り方

1. 玉ねぎはスライサーで薄切りにし、さっと水にさらして水けをきる。
2. さばは缶汁を軽くきって器に盛り、1をのせる。

1人分 196 kcal　たんぱく質 12.4g　糖質 11.0g　食塩相当量 1.0g

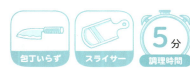

memo さば缶だけだと味が濃く、野菜がとれないので、玉ねぎをたっぷりのせて栄養価をアップ。さばの缶汁を軽くきることで、塩分ダウン。

鮭缶（水煮）で

鮭缶でたんぱく質をしっかり補給。90g程度が1人分にちょうどいい。

電子レンジ／包丁いらず／調理時間5分

鮭とカット野菜のレンジ蒸し

材料 1人分
- 鮭缶（水煮）…… 1缶（90g）
- カット野菜（キャベツ、にんじん入り）…… 150g
- 焼き肉のたれ …… 小さじ2

作り方
1. 鮭は缶汁をきる。
2. 耐熱皿にカット野菜、1をのせて焼き肉のたれをかける。ラップをふんわりとかけて電子レンジで3分加熱し、さっとまぜる。

memo 焼き肉のたれは、香味野菜の甘みやうまみが入っているので、量は控えめでもコクが出ておいしく食べられる。

1人分 170kcal／たんぱく質 17.5g／糖質 9.0g／食塩相当量 1.5g

電子レンジ／包丁いらず／調理時間2分

鮭缶のトマトソースかけ

材料 1人分
- 鮭缶（水煮）…… 1缶（90g）
- トマトソース缶 …… 大さじ1

作り方
1. トマトソースは耐熱容器に入れてラップをふんわりとかけ、電子レンジで20秒加熱する。
2. 鮭は缶汁をきって器に盛り、1をかける。

1人分 146kcal／たんぱく質 16.5g／糖質 5.1g／食塩相当量 0.6g

memo トマトソースをかけるだけで味わいが変わるので、飽きずに食べられる。

1 料理いらずのおかず

豆腐で

歯ごたえのある木綿豆腐、なめらかな絹ごし豆腐のどちらでも◎。小さめのサイズを選んで。

木綿　　絹ごし

包丁いらず　調理時間 4分

豆腐の明太あえ

材料 1人分

木綿豆腐 …… 小1パック（150g）
からし明太子 …… 1/8腹（15g）
塩 …… 少々

作り方

豆腐は食べやすくちぎってボウルに入れる。明太子を薄皮から身をほぐして加える。塩を加えてさっとあえる。

memo 電子レンジで加熱してもおいしい。

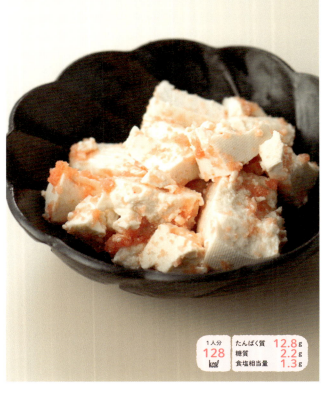

1人分 128kcal　たんぱく質 12.8g　糖質 2.2g　食塩相当量 1.3g

電子レンジ　包丁いらず　調理時間 4分

ツナ豆腐

材料 1人分

木綿豆腐 …… 小1パック（150g）
ツナ缶（水煮）…… 1缶（70g）
A ┌ めんつゆ（3倍濃縮）…… 小さじ1
　└ 砂糖 …… 小さじ1
刻み青ねぎ …… 小さじ1（1g）

作り方

1 豆腐をちぎって耐熱ボウルに入れ、ツナ（汁ごと）、Aを加える。

2 ラップをふんわりとかけ、電子レンジで2分加熱する。さっとまぜて器に盛り、青ねぎを振る。

memo ツナは缶汁ごと使うと、うまみも加わっておいしさアップ。

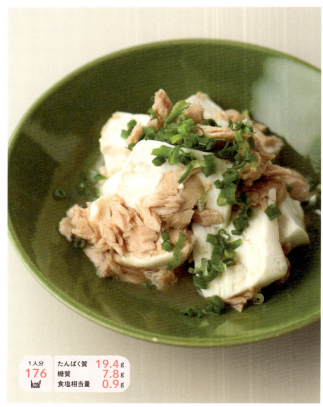

1人分 176kcal　たんぱく質 19.4g　糖質 7.8g　食塩相当量 0.9g

ひじきの白あえ

材料 1人分

絹ごし豆腐 …… 小1/2パック（75g）
ひじきの煮物 …… 30g

作り方

豆腐はキッチンペーパーで水けをふきとってボウルに入れ、スプーンなどでつぶす。ひじきの煮物を加えてさっとあえる。

> memo 市販の総菜は味が濃いめ。豆腐と合わせることでたんぱく質がとれるうえ、塩分が抑えられる。ひじきの煮物のほか、きんぴらごぼうや、切り干し大根の煮物などで作るのもおすすめ。

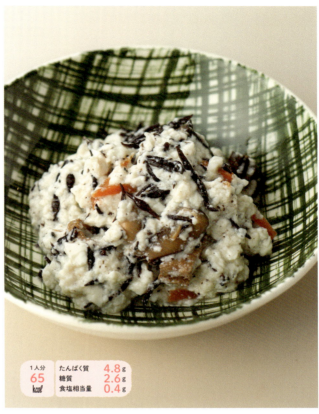

1人分 65 kcal　たんぱく質 4.8g　糖質 2.6g　食塩相当量 0.4g

料理いらずのおかず 1

1人分 96 kcal　たんぱく質 8.4g　糖質 3.5g　食塩相当量 0.6g

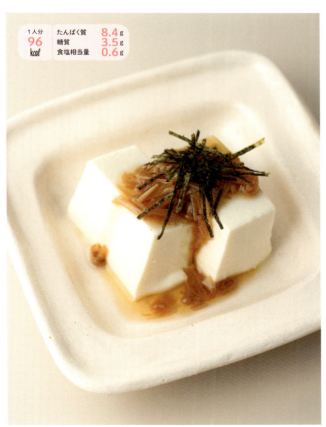

なめたけ温やっこ

材料 1人分

絹ごし豆腐 …… 小1パック（150g）
なめたけ …… 大さじ1（15g）
刻みのり …… 小さじ1（0.3g）

作り方

豆腐を半分に切って耐熱皿に入れ、ラップをふんわりとかけて電子レンジで1分加熱する。なめたけ、のりをのせる。

> memo のりは香りやうまみがあるので、塩分を控えたいときに使うのがおすすめ。なめたけは81ページの手作りを使っても。

39

厚揚げで

豆腐を揚げて作っているから、コクがあります。
絹ごしタイプを選ぶと、なめらかな食感が楽しめる！

電子レンジ ／ 包丁いらず ／ 調理時間 3分

厚揚げの
のりつくわさび

材料　1人分
厚揚げ …… 小1枚（150g）
のりのつくだ煮（市販）…… 大さじ1
おろしわさび …… 少々

作り方
厚揚げは食べやすくちぎって耐熱皿に入れ、ラップをふんわりとかけて電子レンジで1分加熱する。のりのつくだ煮、わさびをのせる。

memo 塩分を控えても、わさびの辛みで物足りなさがなし。厚揚げのかわりに油揚げや豆腐でもおいしい。

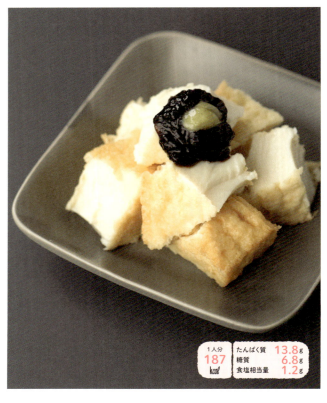

1人分 187 kcal　たんぱく質 13.8g　糖質 6.8g　食塩相当量 1.2g

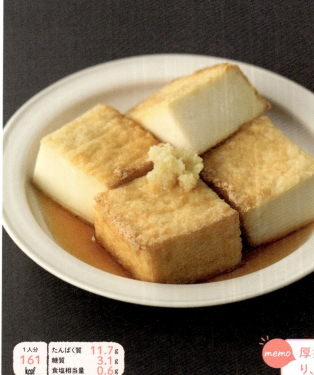

 グリル ／ 調理時間 7分

厚揚げの
揚げ出し風

材料　1人分
厚揚げ …… 小1枚（150g）
A ┌ めんつゆ（3倍濃縮）…… 小さじ1
　└ 水 …… 小さじ2
おろししょうが …… 少々

作り方
1 厚揚げは4等分に切って、熱したグリルに入れて5分ほどカリッと焼く。
2 器に1を盛って、まぜ合わせたAをかけてしょうがをのせる。

memo 厚揚げはグリルで焼くことで香ばしさが加わり、塩分を控えても満足できる。しょうがの辛みや香りも、減塩に効果的。

1人分 161 kcal　たんぱく質 11.7g　糖質 3.1g　食塩相当量 0.6g

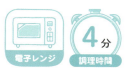

油揚げで

香ばしさとうまみが凝縮された油揚げ。もう1品ほしいときにぴったりの食材です。

1 料理いらずのおかず

油揚げとしめじのレンジ煮

電子レンジ / 調理時間 4分

材料 1人分
- 油揚げ …… 1枚（40g）
- カットしめじ …… 1袋（90g）
- A｜めんつゆ（3倍濃縮）…… 小さじ2
  ｜水 …… 大さじ1

作り方
1. 油揚げは横半分に切り、3cm幅に切る。
2. 耐熱ボウルに1、A、しめじを入れてラップをふんわりとかけ、電子レンジで2分加熱する。

memo しめじとめんつゆのうまみで、塩分控えめでもおいしい。しめじをほかのきのこにかえても。

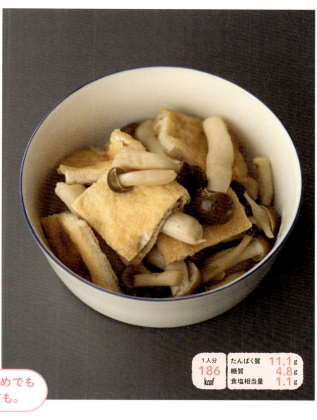

1人分 186kcal / たんぱく質 11.1g / 糖質 4.8g / 食塩相当量 1.1g

油揚げのザーサイあえ

グリル / 調理時間 4分

材料 1人分
- 油揚げ …… 1枚（40g）
- 味つきザーサイ（瓶詰め）…… 10g
- しょうゆ …… 小さじ1/4

作り方
1. 油揚げはグリルでこんがりするまで2分ほど焼いて、食べやすく切る。ザーサイはざく切りにする。
2. ボウルに1、しょうゆを入れてあえる。

memo ザーサイは塩分もあるがうまみもあるので、味わいにメリハリがつく。少量を使う分には、とてもおすすめの食材です。

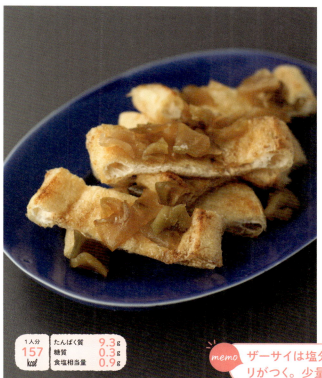

1人分 157kcal / たんぱく質 9.3g / 糖質 0.3g / 食塩相当量 0.9g

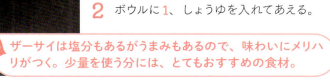

納豆で

発酵食品で、健康によい納豆。
野菜に合わせても実はおいしい！

7分 調理時間

お揚げ納豆

材料 1人分

納豆 …… 1パック（45g）
油揚げ …… 1枚（40g）
ピザ用チーズ …… 10g

作り方

1. 納豆は付属のたれを加えてまぜる。油揚げは4等分に切る。
2. アルミホイルに油揚げをのせ、納豆、チーズをのせてオーブントースターに入れ、5分焼く。

memo 少量のチーズを足してボリュームアップ。刻みねぎを散らしても。

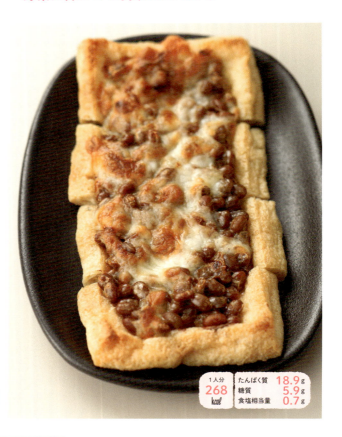

1人分 268 kcal
たんぱく質 18.9g
糖質 5.9g
食塩相当量 0.7g

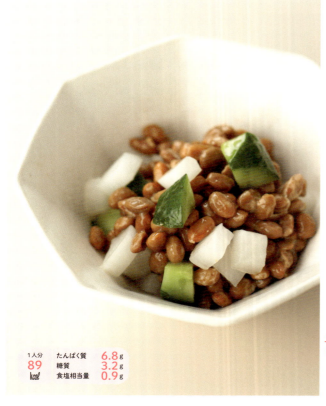

3分 調理時間

漬け物納豆

材料 1人分

納豆 …… 1パック（45g）
ぬか漬け（きゅうり、大根など）…… 20g

作り方

ぬか漬けは1cm角に切ってボウルに入れ、納豆を入れてさっとあえる。

memo 漬け物は塩けが強いので、しょうゆやたれを足さなくてOK。しば漬け、高菜漬けでも。

1人分 89 kcal
たんぱく質 6.8g
糖質 3.2g
食塩相当量 0.9g

納豆キャベツ

材料 1人分

ひきわり納豆 …… 1パック（45g）
せん切りキャベツ …… 100g
ポン酢しょうゆ …… 小さじ2

作り方

ボウルにすべての材料を入れてさっとあえる。

> **memo** 納豆の粘りでポン酢が全体にしっかりからまり、少ない調味料でも味を感じやすい。

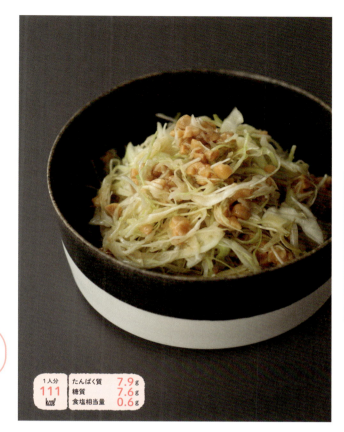

1人分 111 kcal / たんぱく質 7.9g / 糖質 7.6g / 食塩相当量 0.6g

1 料理いらずのおかず

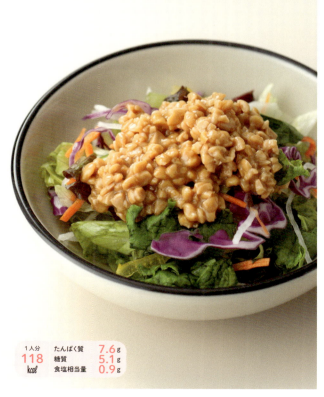

1人分 118 kcal / たんぱく質 7.6g / 糖質 5.1g / 食塩相当量 0.9g

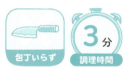

納豆ドレッシングサラダ

材料 1人分

ひきわり納豆 …… 1パック（45g）
サラダ用カット野菜 …… 50g
A ┌ 酢 …… 小さじ2
　├ しょうゆ …… 小さじ1
　└ ごま油 …… 小さじ1/2

作り方

1 ボウルに納豆、Aを入れてよくまぜる。
2 器にカット野菜を盛って1をかける。

> **memo** 納豆をドレッシングがわりにすると、とろみが出て野菜によくからむので、少量の塩分を効率よく使える。

43

卵で

 ゆで卵　 温泉卵

ゆで卵や温泉卵を常備しておくと、すぐに食べられるうえ、組み合わせ自在です。

電子レンジ　オーブントースター　調理時間 12分

ゆで卵とウインナのグラタン

1人分 271kcal　たんぱく質 15.5g　糖質 6.2g　食塩相当量 1.3g

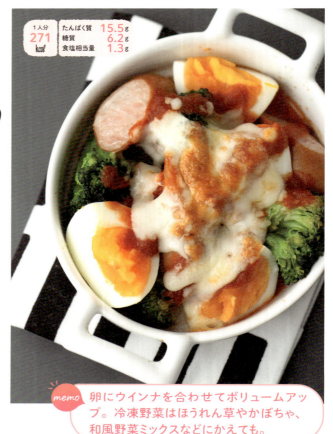

材料 1人分

- ゆで卵 …… 1個
- ウインナソーセージ …… 2本（40g）
- 冷凍ブロッコリー …… 50g
- トマトソース缶 …… 大さじ1と1/2
- ピザ用チーズ …… 10g

作り方

1. ゆで卵は食べやすい大きさに、ソーセージは斜め半分に切る。
2. グラタン皿に冷凍ブロッコリーを入れてラップをふんわりとかけ、電子レンジで1分加熱して水けをふきとる。
3. 2に1をのせてトマトソース、チーズをかけてオーブントースターで8分ほど焼く。

memo 卵にウインナを合わせてボリュームアップ。冷凍野菜はほうれん草やかぼちゃ、和風野菜ミックスなどにかえても。

1人分 88kcal　たんぱく質 7.4g　糖質 2.9g　食塩相当量 0.7g

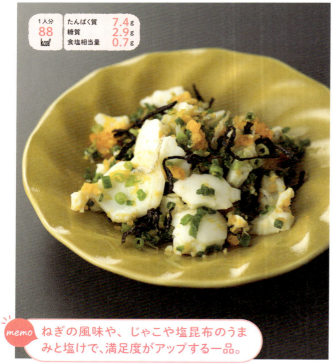

 包丁いらず　 調理時間 3分

ゆで卵のじゃこ昆布あえ

材料 1人分

- ゆで卵 …… 1個
- ちりめんじゃこ …… 大さじ1/2
- 刻み青ねぎ …… 10g
- 塩昆布 …… 少々（2g）

作り方

ゆで卵をボウルに入れて、フォークなどでざっくりとつぶす。残りの材料を加えてあえる。

memo ねぎの風味や、じゃこや塩昆布のうまみと塩けで、満足度がアップする一品。

キムチ温玉丼

材料 1人分

温泉卵 …… 1個
白菜キムチ …… 30g
刻みのり …… 小さじ1（0.3g）
しょうゆ …… 小さじ1/4
ごはん …… 150g

作り方

器にごはんを盛り、温泉卵、キムチ、のりをのせてしょうゆをかける。

memo たんぱく質を増やしたいときは、絹ごし豆腐をプラスして。

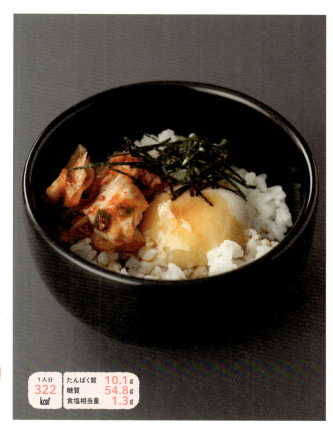

1人分 322 kcal / たんぱく質 10.1g / 糖質 54.8g / 食塩相当量 1.3g

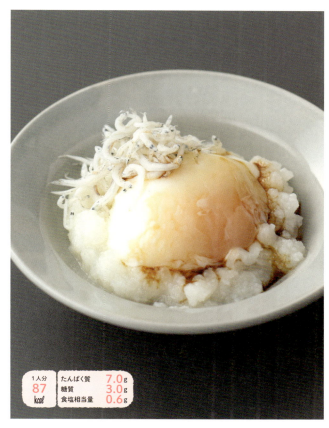

1人分 87 kcal / たんぱく質 7.0g / 糖質 3.0g / 食塩相当量 0.6g

しらすおろし温玉

材料 1人分

温泉卵 …… 1個
大根おろし …… 大さじ2（30g）
しらす干し …… 大さじ1/2（3g）
しょうゆ …… 小さじ1/4

作り方

器に大根おろしを入れて温泉卵、しらすをのせ、しょうゆをかける。

memo しらすを桜えびにかえたり、ゆでたオクラやなめこ、味つきもずく酢などをプラスしても。

1 料理いらずのおかず

サラダチキンで

たんぱく質食品として優秀なサラダチ

ほぐしタイプ

調理時間 5分

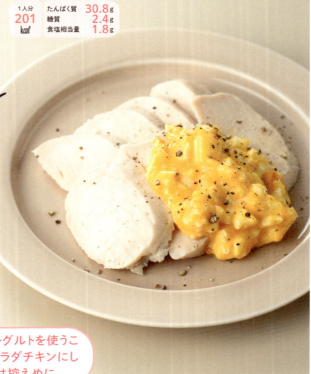

1人分 201 kcal / たんぱく質 30.8g / 糖質 2.4g / 食塩相当量 1.8g

タルタルサラダチキン

材料 1人分
- サラダチキン（プレーン）…… 1パック（110g）
- ゆで卵 …… 1個
- A ┌ プレーンヨーグルト（無糖）…… 大さじ1
    └ 塩、こしょう …… 各少々

作り方
1. ボウルにゆで卵を入れてフォークでつぶし、Aを加えてまぜる。
2. サラダチキンを食べやすく切って器に盛り、1をかける。

memo タルタルソースは、マヨネーズではなくヨーグルトを使うことでエネルギー量、脂質をともにオフ。サラダチキンにしっかり味がついているので、塩、こしょうは控えめに。

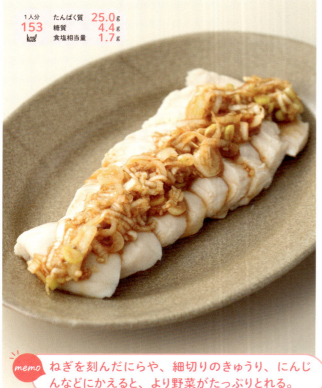

1人分 153 kcal / たんぱく質 25.0g / 糖質 4.4g / 食塩相当量 1.7g

調理時間 5分

サラダチキンのよだれ鶏風

材料 1人分
- サラダチキン（プレーン）…… 1パック（110g）
- 刻み白ねぎ …… 30g
- A ┌ ポン酢しょうゆ …… 小さじ2
    │ 砂糖 …… 小さじ1/2
    │ いり白ごま …… 小さじ1/2
    └ ラー油 …… 少々

作り方
1. ボウルに白ねぎ、Aを入れてよくまぜる。
2. サラダチキンは食べやすく切って器に盛り、1をかける。

memo ねぎを刻んだにらや、細切りのきゅうり、にんじんなどにかえると、より野菜がたっぷりとれる。

サラダチキンは、自分で作ると塩分量を控えることができます。作り方は72ページを参照してください。

キンを買いおきしておくと、いつでも栄養満点！

サラダチキンと キャベツのナムル

材料 1人分

サラダチキン（プレーン・ほぐしタイプ）
　……1パック（80g）
せん切りキャベツ ……100g
A ┌ ごま油 ……小さじ1
　├ しょうゆ ……小さじ1/2
　└ おろしにんにく ……少々

作り方

ボウルにサラダチキン、キャベツを入れ、Aを加えてあえる。

memo にんにくの香りがあると、塩分を控えてもおいしく食べられる。キャベツのかわりにゆでたもやしも合う。

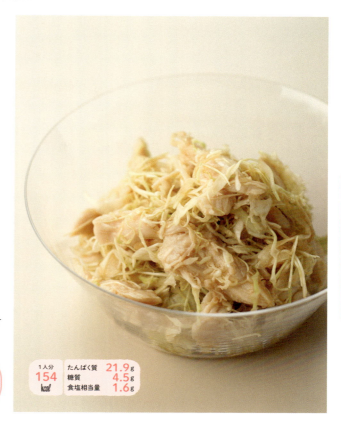

1人分 154kcal　たんぱく質 21.9g　糖質 4.5g　食塩相当量 1.6g

1 料理いらずのおかず

1人分 139kcal　たんぱく質 25.3g　糖質 1.8g　食塩相当量 2.0g

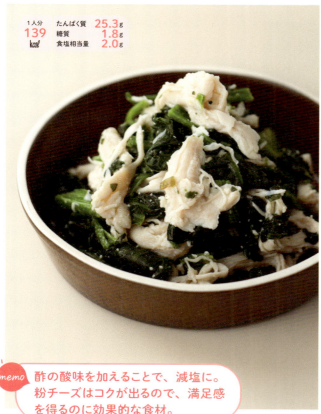

サラダチキンと ほうれん草の チーズあえ

材料 1人分

サラダチキン（プレーン・ほぐしタイプ）
　……1パック（80g）
冷凍ほうれん草 ……150g
A ┌ 酢 ……小さじ2
　├ 粉チーズ ……小さじ1
　└ 塩、こしょう ……各少々

作り方

1 耐熱ボウルに冷凍ほうれん草を入れてラップをふんわりとかけ、電子レンジで2分加熱する。解凍したら、余分な水けをしぼる。

2 サラダチキン、Aを加えてあえる。

memo 酢の酸味を加えることで、減塩に。粉チーズはコクが出るので、満足感を得るのに効果的な食材。

47

まぐろ　たこ　たい　サーモン

刺し身で

刺し身があれば、いつでも主

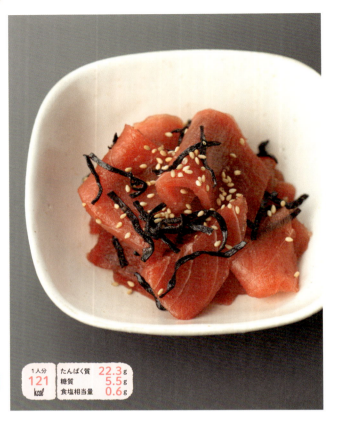

包丁いらず　調理時間 3分

まぐろの塩昆布あえ

材料 1人分

- まぐろ（刺し身）…… 100g
- 塩昆布 …… ひとつまみ（3g）
- いり白ごま …… 小さじ1/4（0.7g）

作り方

ボウルにまぐろ、塩昆布を入れてさっとあえ、器に盛ってごまを振る。

memo 塩昆布のうまみを生かして減塩。貝割れ菜やミニトマトなどの野菜をプラスするのもおすすめ。

1人分 121kcal／たんぱく質 22.3g／糖質 5.5g／食塩相当量 0.6g

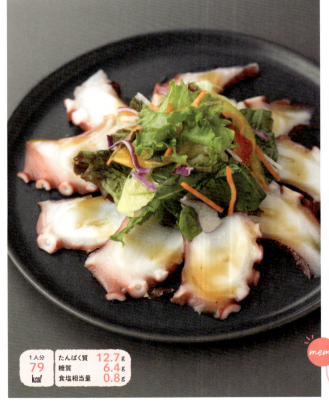

包丁いらず　調理時間 3分

たこのカルパッチョ

材料 1人分

- ゆでだこ（刺し身）…… 80g
- サラダ用カット野菜 …… 20g
- ノンオイルドレッシング …… 小さじ1

作り方

たこを器に盛り、カット野菜を添え、ドレッシングをかける。

memo 刺し身はどの魚介を使ってもよい。ドレッシングはノンオイルを選んでヘルシーに。かけすぎないように、きちんとはかる。

1人分 79kcal／たんぱく質 12.7g／糖質 6.4g／食塩相当量 0.8g

役級の一品が火を使わずに完成！ おつまみにも◎。

サーモンのキムチユッケ丼

材料 1人分

サーモン（刺し身）…… 60g
白菜キムチ …… 30g
温泉卵 …… 1個
ごはん …… 150g
しょうゆ …… 小さじ1/4

作り方

器にごはんを盛り、サーモン、キムチ、温泉卵をのせ、しょうゆをかける。

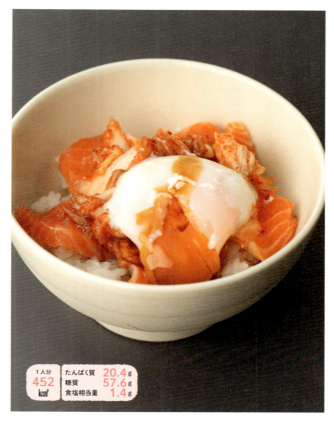

1人分 452 kcal／たんぱく質 20.4g／糖質 57.6g／食塩相当量 1.4g

memo：キムチの酸味や辛みで、しょうゆが控えめでもおいしく食べられる。

1 料理いらずのおかず

たいのねぎごま茶漬け

材料 1人分

たい（刺し身）……… 50g
A｜めんつゆ（3倍濃縮）…… 小さじ2
　｜すり白ごま …… 小さじ1/2
ごはん …… 100g
熱湯 …… 80mL
刻み青ねぎ …… 小さじ1（1g）

作り方

1 ボウルにたい、Aを入れてさっとあえる。
2 器にごはんを盛って1と青ねぎをのせ、湯をかける。

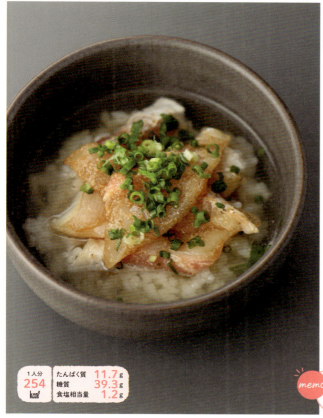

1人分 254 kcal／たんぱく質 11.7g／糖質 39.3g／食塩相当量 1.2g

memo：すり白ごまの香ばしさで塩分を控えてもおいしく食べられる。ねぎを青じそにしても。

49

ミックスビーンズ

蒸し大豆

豆で

栄養豊富でたんぱく質も補給できるミックスビーンズや蒸し大豆。ぜひ常備を！

調理時間 3分

ミックスビーンズとミニトマトのマリネ

材料 1人分

ミックスビーンズ …… 1袋（50g）
ミニトマト …… 5個（50g）
A ┌ 酢 …… 小さじ1
　├ しょうゆ …… 小さじ1/2
　└ おろしにんにく …… 少々

作り方

1　ミニトマトは半分に切る。
2　ボウルにAをまぜ合わせ、1、ミックスビーンズを加えてあえる。

memo 酢をしっかりきかせて減塩。野菜は、きゅうりやセロリ、パプリカなども合う。ボリュームアップしたいときは、ゆで卵を追加して。

1人分 89kcal　たんぱく質 0.6g　糖質 3.7g　食塩相当量 0.8g

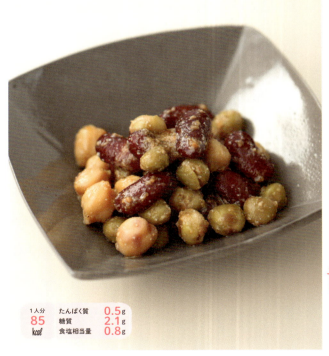

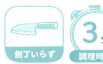
包丁いらず　調理時間 3分

ミックスビーンズのごまあえ

材料 1人分

ミックスビーンズ …… 1袋（50g）
A ┌ 砂糖、みそ、すり白ごま、水
　└ …… 各小さじ1/2

作り方

ボウルにAをまぜ合わせ、ミックスビーンズを加えてあえる。

memo からしや酢を加えて、味わいに変化をつけても。

1人分 85kcal　たんぱく質 0.5g　糖質 2.1g　食塩相当量 0.8g

大豆の青のりあえ

材料 1人分

蒸し大豆 …… 1袋（50g）
A ┃ ごま油、青のり …… 各小さじ1/4
　 ┃ 塩 …… 少々

作り方

耐熱ボウルに大豆を入れてラップをふんわりとかけ、電子レンジで30秒加熱する。Aを加えてさっとあえる。

> **memo** 青のりのほか、赤じそふりかけやすり白ごま、黒こしょう、七味とうがらしなどもおすすめ。

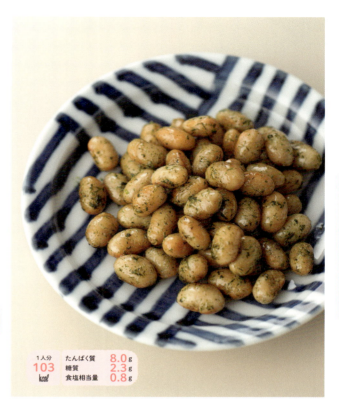

1人分 103 kcal	たんぱく質	8.0g
	糖質	2.3g
	食塩相当量	0.8g

1 料理いらずのおかず

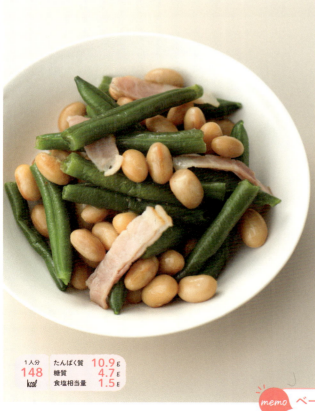

1人分 148 kcal	たんぱく質	10.9g
	糖質	4.7g
	食塩相当量	1.5g

大豆とベーコンの洋風煮

材料 1人分

蒸し大豆 …… 1袋（50g）
冷凍いんげん …… 60g
ベーコン …… 1枚（16g）
洋風スープのもと …… 小さじ1/4
塩、こしょう …… 各少々

作り方

1 ベーコンは1cm幅に切る。冷凍いんげんは大きければ半分に折る。

2 耐熱ボウルにすべての材料を入れてラップをふんわりとかけ、電子レンジで3分加熱する。

> **memo** ベーコンをハムやちくわ、かに風味かまぼこに、いんげんをブロッコリーやにんじんにかえても。

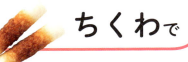# ちくわで

食べごたえのあるちくわ。切り方を変えるだけでさまざまな食感が楽しめます。

調理時間 4分

ちくわのおかかコーン

材料 1人分
- **ちくわ** …… 1本（35g）
- コーン缶 …… 大さじ1（12g）
- 削り節 …… ふたつまみ（1g）
- 七味とうがらし …… 少々

作り方
1. ちくわは長さを半分に切り、縦半分に切って器に盛る。コーンは缶汁をきる。
2. ボウルにコーン、削り節を入れてさっとあえる。
3. ちくわに2をのせ、七味とうがらしを振る。

memo ちくわに塩けがあるので、塩分は足さずに削り節でうまみをプラス。

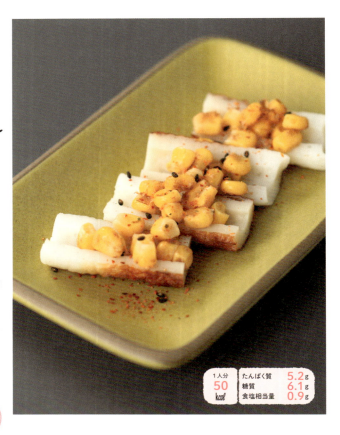

1人分 50kcal / たんぱく質 5.2g / 糖質 6.1g / 食塩相当量 0.9g

電子レンジ 調理時間 5分

ちくわチップス

材料 1人分
- **ちくわ** …… 1本（35g）
- 青のり …… 小さじ1/4（0.2g）

作り方
1. ちくわは5mm幅の輪切りにする。
2. 耐熱皿にオーブンシートを敷いて1を並べ、ラップをせずに電子レンジで3分〜3分30秒加熱する。とり出してボウルに入れ、青のりを加えてあえる。

memo ちくわの塩けを生かし、青のりで風味だけプラスすれば十分おいしい。

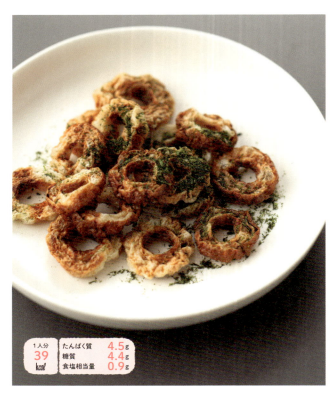

1人分 39kcal / たんぱく質 4.5g / 糖質 4.4g / 食塩相当量 0.9g

電子レンジ / 調理時間 4分

ちくわの甘辛煮

材料 1人分

ちくわ …… 2本（70g）
A ┃ 水 …… 小さじ1
　┃ めんつゆ（3倍濃縮）…… 小さじ1
　┃ おろししょうが …… 小さじ1/2

作り方

1. ちくわは1cm幅の斜め切りにする。
2. 耐熱ボウルに1を入れ、Aを加えてさっとまぜる。ラップをふんわりとかけて電子レンジで1分加熱する。

memo しょうがをプラスすることで、塩分控えめでもおいしく食べられる。

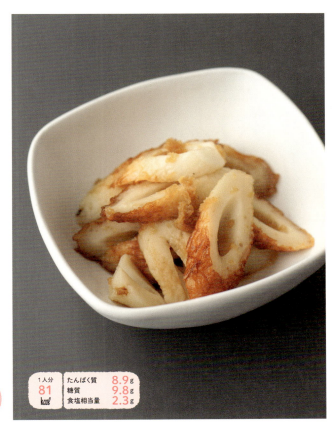

1人分 81 kcal	たんぱく質	8.9g
	糖質	9.8g
	食塩相当量	2.3g

1 料理いらずのおかず

調理時間 5分

ちくわのしそきゅうり

材料 1人分

ちくわ …… 2本（70g）
きゅうり …… 5cm（30g）
青じそ …… 2枚（2.8g）

作り方

1. ちくわは縦に切れ目を入れて長さを半分に切る。きゅうりは縦4等分にする。青じそは半分に切る。
2. ちくわに青じそ、きゅうりをはさむ。

memo きゅうり以外にも、セロリや大根、にんじんもおすすめ。

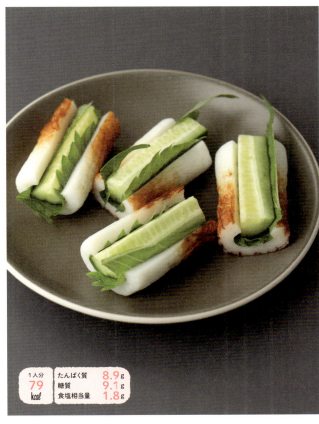

1人分 79 kcal	たんぱく質	8.9g
	糖質	9.1g
	食塩相当量	1.8g

53

はんぺんで

淡泊な味わいでなんにでも合うはんぺん。加熱しなくてもおいしいので使い勝手がよい。

包丁いらず / 調理時間 3分

はんぺんののりわさびあえ

材料 1人分

- はんぺん …… 1/2枚（55g）
- A | しょうゆ …… 小さじ1/2
　　| おろしわさび …… 小さじ1/4
- 刻みのり …… 小さじ1（0.3g）

作り方

1. はんぺんは手で食べやすくちぎってボウルに入れる。
2. Aをよくまぜて加え、あえる。器に盛り、のりをたっぷりのせる。

memo 焼きのりのうまみ、わさびの辛みで減塩に。

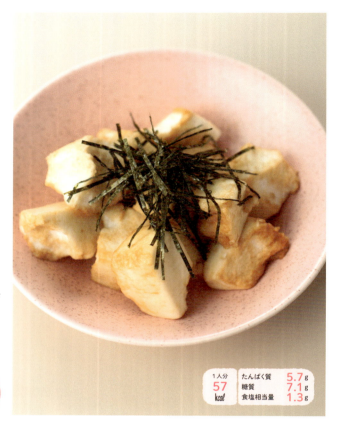

1人分 57kcal　たんぱく質 5.7g　糖質 7.1g　食塩相当量 1.3g

調理時間 4分

はんぺんのお好み焼き味

材料 1人分

- はんぺん …… 1/2枚（55g）
- 中濃ソース …… 小さじ1/2
- 青のり …… 少々（0.1g）
- 削り節 …… ひとつまみ（0.5g）

作り方

はんぺんは8等分に切って器に盛る。中濃ソースをかけて青のり、削り節をのせる。

memo はんぺんは、焼かずに食べることができるので手軽。はんぺんに塩分が含まれているので、ソースは控えめに。

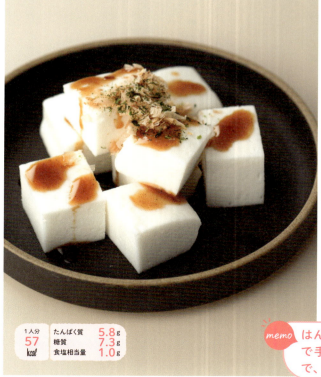

1人分 57kcal　たんぱく質 5.8g　糖質 7.3g　食塩相当量 1.0g

かに風味かまぼこで

いろいろなタイプがあるかにかま。
リーズナブルで使いやすいのもうれしい。

包丁いらず　調理時間 8分

かにかまとわかめの さっぱりあえ

材料 1人分
- **かに風味かまぼこ** …… 2本（24g）
- カットわかめ …… 大さじ1（3g）
- ポン酢しょうゆ …… 小さじ1/2

作り方
1. わかめはたっぷりの水につけてもどす。かにかまは手で裂く。
2. ボウルに1、ポン酢を入れてあえる。

memo わかめをたっぷり食べられて、不足しがちな食物繊維がとれる。

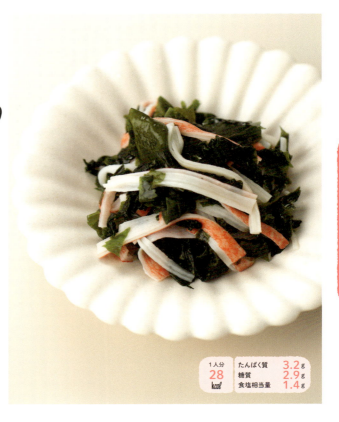

1人分 28kcal　たんぱく質 3.2g　糖質 2.9g　食塩相当量 1.4g

料理いらずのおかず 1

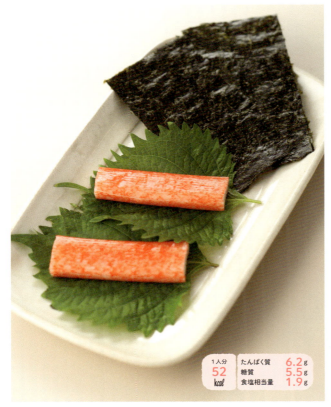

包丁いらず　調理時間 2分

かにかまの のりしそ巻き

材料 1人分
- **かに風味かまぼこ** …… 2本（24g）
- 青じそ …… 2枚（2.8g）
- 焼きのり …… 1/4枚

作り方
1. のりは半分に切る。
2. 青じそでかにかまを巻き、さらにのりで巻いて食べる。

memo 焼きのりでミネラルがしっかりとれる一品。小腹がすいたときのおやつがわりにも。

1人分 52kcal　たんぱく質 6.2g　糖質 5.5g　食塩相当量 1.9g

> 調理の手間が軽減！

冷凍野菜の使い方

実は、買っておくと便利な冷凍野菜を紹介します。使い方を知りましょう。

> 冷凍野菜はココがいい！

- [ ] 冷凍だから生のものより保存期間が長い。傷むことを気にしなくていい。
- [ ] 下ゆでやカットしてあるので、調理の時間が省ける。
- [ ] 食べたい量だけ、使える。
- [ ] 食べたいときは加熱すればいい。
- [ ] 加熱方法がいろいろある。
  - ○電子レンジ加熱
  - ○さっと湯通し
  - ○凍ったまま煮る・凍ったままいためる

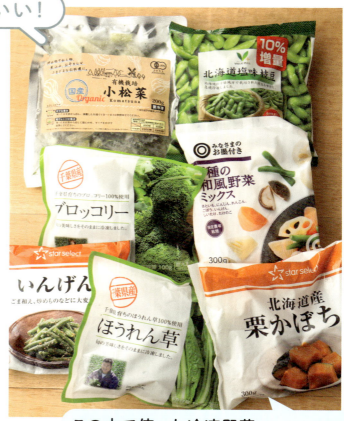

この本で使った冷凍野菜
ブロッコリー、ほうれん草、小松菜、さやいんげん、かぼちゃ、和風ミックス野菜、枝豆を使っています。このほかにも、揚げなす、緑野菜のミックスや、洋風野菜ミックス、カットしめじなど、さまざまな冷凍野菜があります。好みのものを使ってみましょう。

> 凍ったまま入れて！

煮るとき、いためるときは、解凍せずに凍ったまま入れて加熱すると、おいしく仕上がります。

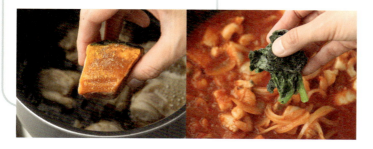

2

楽うま！時短！
3日間献立

レトルトや総菜などもとり入れた献立例を3日分、
紹介します。実践することで、
糖尿病の食事の味や量を体感しましょう。

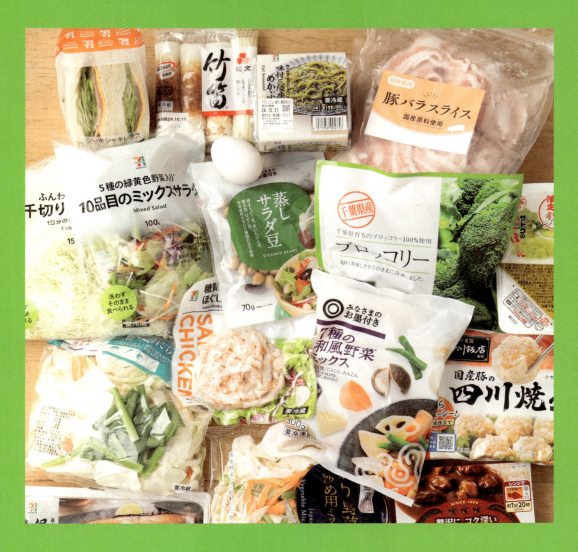

1日目 朝食

忙しい平日の朝でも、納豆とめかぶがあれば、たったの3分で栄養満点なかんたんどんぶりが完成します。

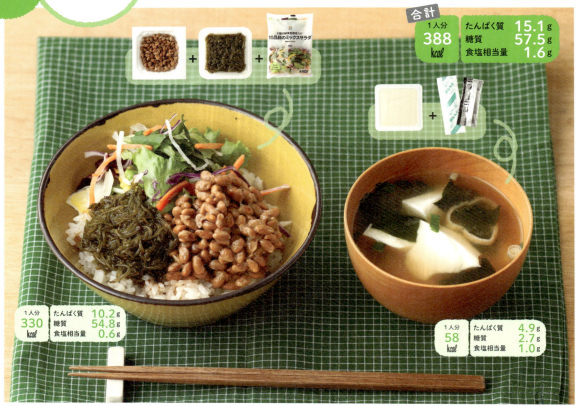

合計 1人分 388 kcal　たんぱく質 15.1g／糖質 57.5g／食塩相当量 1.6g

1人分 330 kcal　たんぱく質 10.2g／糖質 54.8g／食塩相当量 0.6g

1人分 58 kcal　たんぱく質 4.9g／糖質 2.7g／食塩相当量 1.0g

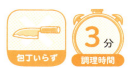

めかぶ納豆丼

材料 1人分

- ごはん …… 150g
- 納豆 …… 1パック（45g）
- 味つけめかぶ …… 1パック（40g）
- サラダ用カット野菜 …… 30g
- しょうゆ …… 小さじ1/2

作り方

器にごはんを盛り、カット野菜、納豆、めかぶをのせ、しょうゆをかける。

memo 納豆ごはんだとなかなか野菜や海藻がとれないので、一緒に盛り合わせて食物繊維やビタミンもしっかりとれる一品に。

豆腐とわかめのみそ汁

材料 1人分

- 絹ごし豆腐 …… 小1/2パック（75g）
- インスタントみそ汁（わかめ）…… 1/2量（9g）
- 熱湯 …… 1/2カップ

作り方

1. 耐熱ボウルに豆腐を入れてラップをふんわりとかけ、電子レンジで30秒加熱する。スプーンですくって器に移す。
2. 1にインスタントみそ汁のみそと具材を入れ、熱湯を注いでまぜる。

memo みその量を半分にすることで塩分のとりすぎを抑え、さらに豆腐を加えることでボリュームもアップ。

1日目 昼食

仕事中は昼食を購入しがち。たんぱく質食品と野菜を組み合わせるように心がければ、コンビニで買うのでも大丈夫。

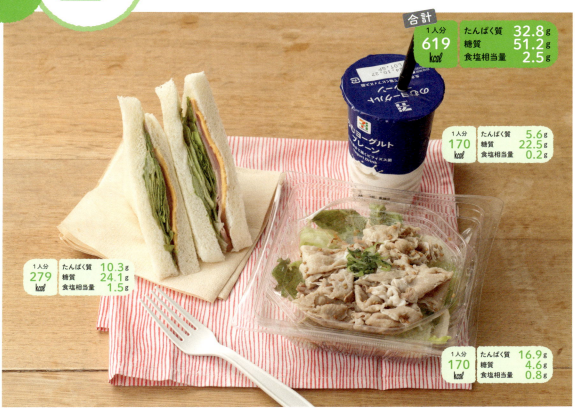

合計
1人分 619 kcal
たんぱく質 32.8g
糖質 51.2g
食塩相当量 2.5g

1人分 170 kcal
たんぱく質 5.6g
糖質 22.5g
食塩相当量 0.2g

1人分 279 kcal
たんぱく質 10.3g
糖質 24.1g
食塩相当量 1.5g

1人分 170 kcal
たんぱく質 16.9g
糖質 4.6g
食塩相当量 0.8g

2　3日間おすすめ献立

 買うだけ

野菜サンドイッチ

材料 1人分

レタスとハム、チーズのサンドイッチ …… 1袋

memo　サンドイッチはおにぎり（鮭やツナマヨ）にかえてもOK！

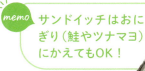

 買うだけ

豚しゃぶサラダ

材料 1人分

豚しゃぶサラダ（ごまだれ）…… 1食分

作り方

付属のごまだれ1/3量をかける。

memo　ごまだれは全量かけると塩分が多いので1/3量にする。サラダはたんぱく質がとれるものならOK！

 買うだけ

飲むヨーグルト

材料 1人分

飲むヨーグルト（プレーン）……1本（180mL）

市販食品の組み合わせ方は22ページ参照。

59

1日目 夕食

レトルトカレーにミックスビーンズとせん切りキャベツ＆ゆで卵を加えるだけで、完璧な一皿のでき上がり！

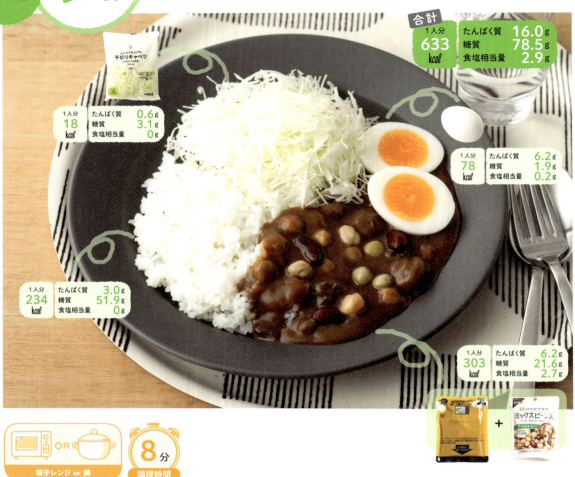

合計 1人分 633 kcal
たんぱく質 16.0g
糖質 78.5g
食塩相当量 2.9g

1人分 18 kcal／たんぱく質 0.6g／糖質 3.1g／食塩相当量 0g

1人分 78 kcal／たんぱく質 6.2g／糖質 1.9g／食塩相当量 0.2g

1人分 234 kcal／たんぱく質 3.0g／糖質 51.9g／食塩相当量 0g

1人分 303 kcal／たんぱく質 6.2g／糖質 21.6g／食塩相当量 2.7g

電子レンジ or 鍋　調理時間 8分

カレーライスプレート

材料 1人分

- ごはん …… 150g
- レトルトカレー …… 1袋（200g）
- せん切りキャベツ …… 80g
- ミックスビーンズ …… 1袋（50g）
- ゆで卵 …… 1個

作り方

1. レトルトカレーを袋の表示どおりに温める。
2. 器にごはんとキャベツを盛って1をかけ、ミックスビーンズをのせる。ゆで卵は半分に切って添える。

memo キャベツをたっぷりと添え、栄養とボリュームをアップ。ミックスビーンズとゆで卵でたんぱく質をプラス。

2日目 朝食

たんぱく質をしっかりとるには、レトルトの焼き鮭がおすすめ。
ミニトマトともずく酢を合わせて、満足できる和定食に。

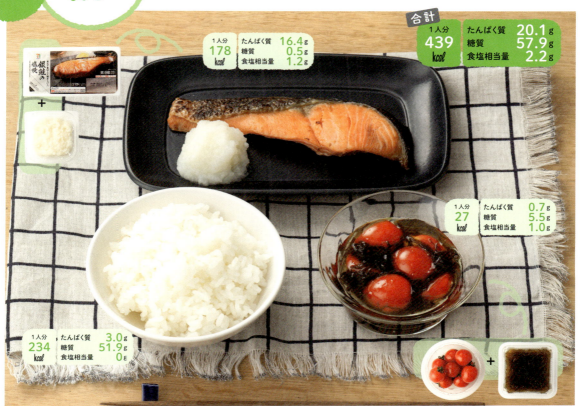

| | 合計 1人分 439 kcal | たんぱく質 20.1g / 糖質 57.9g / 食塩相当量 2.2g |

焼き鮭: 1人分 178 kcal / たんぱく質 16.4g / 糖質 0.5g / 食塩相当量 1.2g
ミニトマト入りもずく酢: 1人分 27 kcal / たんぱく質 0.7g / 糖質 5.5g / 食塩相当量 1.0g
ごはん: 1人分 234 kcal / たんぱく質 3.0g / 糖質 51.9g / 食塩相当量 0g

2 3日間おすすめ献立

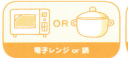
電子レンジ or 鍋 / 包丁いらず / 調理時間 3分

焼き鮭

材料 1人分

焼き鮭 …… 1パック（60g）
大根おろし …… 大さじ1（15g）

作り方

焼き鮭をパッケージの表示どおりに温めて盛り、大根おろしを添える。

 memo 添える大根おろしにはしょうゆはかけない。焼き鮭と一緒に食べれば、塩分を控えることができる。

調理時間 3分

ミニトマト入りもずく酢

材料 1人分

ミニトマト …… 3個（30g）
味つきもずく酢 …… 1パック（70g）

作り方

ミニトマトは半分に切って器に盛り、もずく酢をかける。

 memo もずく酢がドレッシングがわり。ミニトマトのほか、葉野菜も合う。

ごはん 150g

2日目 昼食

冷凍の総菜や野菜、カット野菜などを使えば、栄養バランスのとれたお弁当がたった10分で作れます。

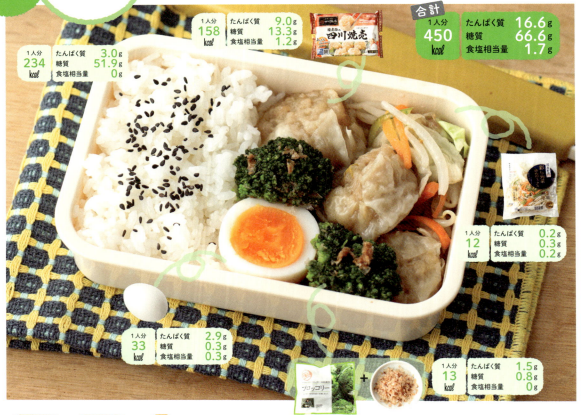

合計 1人分 450 kcal／たんぱく質 16.6g／糖質 66.6g／食塩相当量 1.7g

- 1人分 234 kcal／たんぱく質 3.0g／糖質 51.9g／食塩相当量 0g
- 1人分 158 kcal／たんぱく質 9.0g／糖質 13.3g／食塩相当量 1.2g
- 1人分 12 kcal／たんぱく質 0.2g／糖質 0.3g／食塩相当量 0.2g
- 1人分 33 kcal／たんぱく質 2.9g／糖質 0.3g／食塩相当量 0.3g
- 1人分 13 kcal／たんぱく質 1.5g／糖質 0.8g／食塩相当量 0g

 電子レンジ　 包丁いらず　 調理時間 8分

材料 1人分

シューマイ
冷凍シューマイ …… 3個（約100g）

野菜の塩いため
カット野菜（キャベツが多いもの）…… 40g
ごま油、塩 …… 各少々

ブロッコリーのおかかあえ
冷凍ブロッコリー …… 30g
削り節 …… 少々（0.3g）

作り方

1. 耐熱皿に冷凍シューマイ、カット野菜、冷凍ブロッコリーをのせ、ラップをふんわりとかけて電子レンジで3～4分加熱する。
2. カット野菜はボウルに入れてごま油、塩を加えてあえる。
3. ブロッコリーはボウルに入れ、削り節を加えてあえる。

ゆで卵 1/2個
ごはん 150g +黒ごま

memo 市販のシューマイは味がしっかりついているので、野菜は薄味に。シューマイと野菜を一緒に食べると、ちょうどよい味つけに。

2日目 夕食

仕事帰りに作るのは面倒なもの。
焼き鳥は購入して、豆腐とカット野菜でサラダを作ればOK！

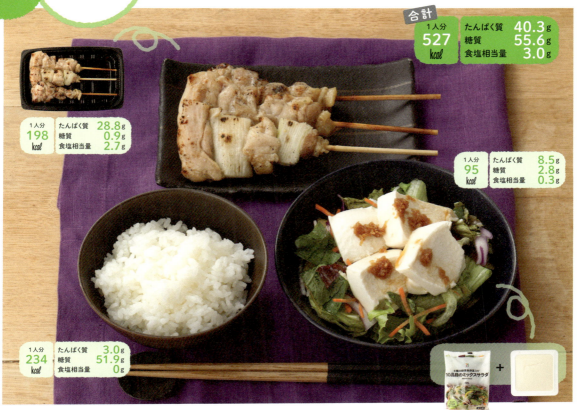

合計
1人分 527 kcal
たんぱく質 40.3g
糖質 55.6g
食塩相当量 3.0g

1人分 198 kcal
たんぱく質 28.8g
糖質 0.9g
食塩相当量 2.7g

1人分 95 kcal
たんぱく質 8.5g
糖質 2.8g
食塩相当量 0.3g

1人分 234 kcal
たんぱく質 3.0g
糖質 51.9g
食塩相当量 0g

2 3日間おすすめ献立

買うだけ　調理時間 3分

焼き鳥

材料 1人分

焼き鳥（鶏もも・塩）……2本（80g）
焼き鳥（ねぎま・塩）……1本（40g）

作り方

耐熱皿に焼き鳥をのせ、ラップをふんわりとかけ、電子レンジで1分加熱する。

ごはん 150g

包丁いらず　調理時間 3分

豆腐サラダ

材料 1人分

サラダ用カット野菜……50g
絹ごし豆腐……小1パック（150g）
A［ ポン酢しょうゆ……小さじ1
　　 おろししょうが……小さじ1/2

作り方

器にカット野菜を盛る。豆腐はスプーンですくってのせ、Aをかける。

memo しょうがの辛みと香りでメリハリをつけ、塩分控えめでもおいしい。

3日目 朝食

休日はいつもよりひと手間かけてゆっくり味わって。
作りおきしたドライカレー（76ページ）をのせてトーストすれば栄養も◎。

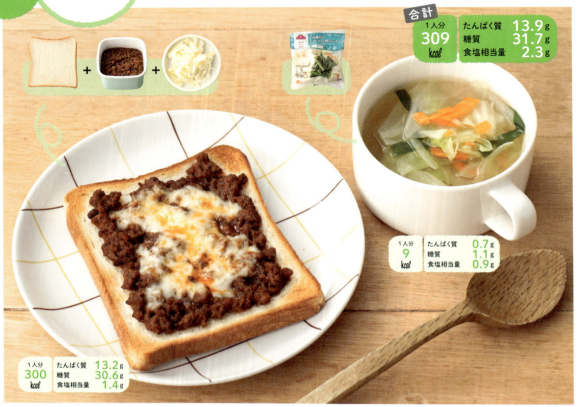

合計
1人分 309 kcal
たんぱく質 13.9g
糖質 31.7g
食塩相当量 2.3g

1人分 300 kcal
たんぱく質 13.2g
糖質 30.6g
食塩相当量 1.4g

1人分 9 kcal
たんぱく質 0.7g
糖質 1.1g
食塩相当量 0.9g

オーブントースター　包丁いらず　調理時間 4分

ドライカレートースト

材料 1人分

食パン（6枚切り）…… 1枚
ドライカレー（76ページ参照）…… 50g
ピザ用チーズ …… 10g

作り方

食パンにドライカレー、ピザ用チーズをのせてオーブントースターで3分焼く。

> memo　ピザ用チーズは塩分があるので、量は控えめにするのがポイント。食パンはライ麦パンや胚芽パンなどを選ぶと食物繊維がとれて◎。

鍋　包丁いらず　調理時間 8分

野菜スープ

材料 1人分

カット野菜（キャベツが多いもの）…… 100g
A ┌ 水 …… 1カップ
　├ 洋風スープのもと …… 小さじ1/4
　├ 塩 …… 少々
　└ こしょう …… 少々

作り方

鍋にAを煮立たせてカット野菜を入れ、ふたをして弱火で5〜6分煮る。

> memo　野菜は火を通すことでカサが減ってたっぷり食べられる。温かい汁物をつけると、満足感が得られる。

3日目 昼食

冷凍うどんとカット野菜を合わせて、レンジでチン！
耐熱の器を使って温めれば、盛りかえずにすみ、楽ちん。

合計 1人分 **241 kcal**
たんぱく質 16.0g
糖質 39.4g
食塩相当量 2.9g
（つゆは半量で計算）

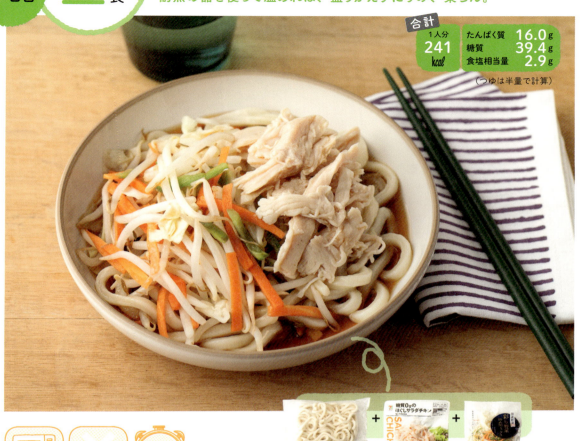

2　3日間おすすめ献立

電子レンジ｜包丁いらず｜調理時間 6分

ぶっかけうどん

材料 1人分

冷凍うどん …… 1玉（180g）
カット野菜（もやしが多いもの）…… 100g
サラダチキン（プレーン・ほぐしタイプ）
　　…… 1/2パック（40g）
A ┌ めんつゆ（3倍濃縮）…… 大さじ2
　 └ 水 …… 大さじ4

作り方

1. 耐熱皿に冷凍うどん、カット野菜を入れてラップをふんわりとかけ、電子レンジで4分加熱する。
2. 器に盛ってサラダチキンをのせ、Aをかける。

memo　うどんと一緒にたっぷりの野菜もレンジ加熱すると手軽に野菜がとれる。

サラダチキンは72ページの手作りしたものを使っても。

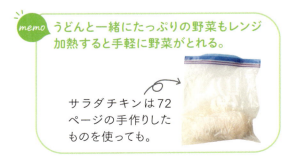

65

3日目 夕食

主菜は、冷凍の豚肉と根菜野菜を解凍せずに煮るだけで、本格的な味わい。煮ている間に、きゅうりとちくわのナムルを作るので、15分もかからずに和定食が完成！

合計
1人分 **647 kcal**
たんぱく質 17.0g
糖質 80.2g
食塩相当量 2.3g

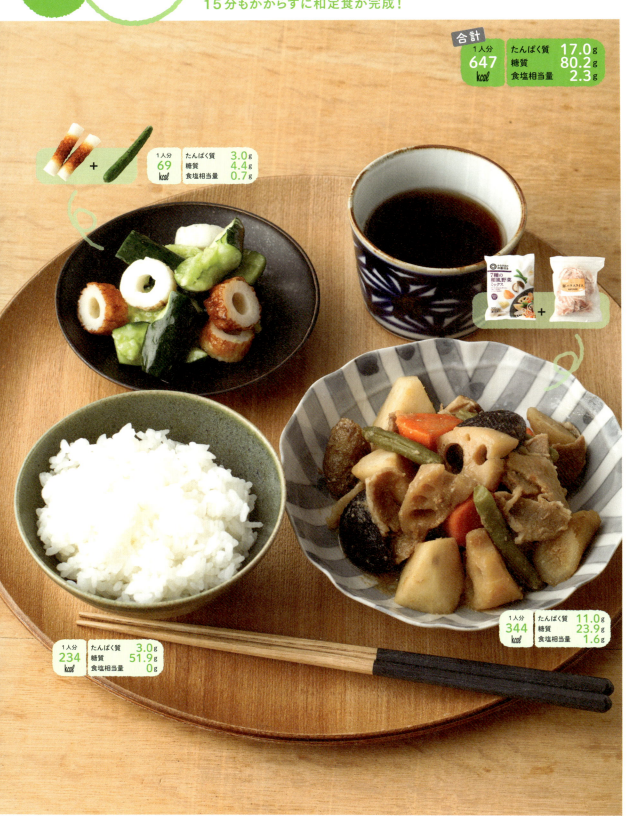

1人分 69 kcal
たんぱく質 3.0g
糖質 4.4g
食塩相当量 0.7g

1人分 234 kcal
たんぱく質 3.0g
糖質 51.9g
食塩相当量 0g

1人分 344 kcal
たんぱく質 11.0g
糖質 23.9g
食塩相当量 1.6g

豚バラとミックス野菜のみそ煮

材料 1人分

冷凍和風ミックス野菜 …… 200g
冷凍豚バラ肉（薄切り）…… 50g
A ┌ 水 …… 1/2カップ
　├ 酒 …… 大さじ1
　├ みそ …… 小さじ2
　└ 砂糖 …… 大さじ1/2

作り方

1. 冷凍豚肉は大きければ手で折って食べやすくする。
2. 鍋に1、冷凍和風ミックス野菜、Aを入れて中火にかける。沸騰したら弱火にし、落としぶたをして汁けが少なくなるまで7〜8分煮る。

 豚バラ肉はエネルギー量が高いが、うまみとコクが出ておいしいので、量に気をつければ食べてもOK。汁けが少なくなるまでしっかり煮詰めて。

ごはん 150g

きゅうりとちくわのナムル

材料 1人分

きゅうり …… 1本（100g）
ちくわ …… 1/2本（18g）
A ┌ ごま油 …… 小さじ1
　└ 塩、おろしにんにく …… 各少々

作り方

1. きゅうりはめん棒などでたたいて食べやすく切る。ちくわは1cm幅の輪切りにする。
2. ボウルに1、Aを入れてさっとあえる。

 塩分を控えたいときは、にんにくをしっかりきかせるのが◎。

2　3日間おすすめ献立

memo この日は朝食にスープを合わせたので夕食には汁物をつけず、お茶をそえています。あたたかいお茶があることでおなかがあたたまり満足感も得られる。

糖尿病の食事療法Q&A

 低糖質食品を食べてもいいの？

 食べてもOK。でも頼りすぎないで

糖質制限ダイエットがブームになり、「糖質オフ」「糖質ゼロ」「糖類ゼロ」といった表示の菓子や食品が出まわるようになりました。糖尿病の人がこれらを活用するのもひとつの方法です。ただ、低糖質だからといってたくさん食べてもいい、というわけではありません。とり入れるなら、主食ではなく、嗜好品である菓子のほうがよいでしょう。食べるときは栄養成分表示を確認し（21ページ参照）、1日の適正なエネルギー摂取量を超えないようにします。

 おなかがすいた……。食べるなら、何がいい？

ナッツやチーズ、プロテインなどがおすすめ

菓子を食べるよりは、血糖値を急上昇させないナッツやチーズを選ぶとよいでしょう。ただし、ナッツは、良質の油を含みますが脂質が多いので食べすぎないように！ チーズも塩分が多いので注意が必要です。ほかに、プロテイン飲料もスーパーやコンビニでも手に入るのでおやつがわりにしてもOK。ただし、高カロリーなので注意しましょう。

 のどが渇いた。何を飲むといい？

 水がいちばん！ 清涼飲料水に注意しましょう

夏が猛暑だと、清涼飲料水を飲みすぎる傾向があります。スポーツ飲料やミルクティー、ジュースなどは、意外に糖質量が高いもの。要注意なのが、一見水のように見えてほんのりと甘い飲み物、実は糖分が高いのです。

飲むときは、無糖の水やお茶、紅茶、コーヒーにしましょう。ただし、コーヒーや緑茶などには利尿作用があるカフェインが含まれているので、尿量が増えて脱水ぎみになる人もいます。水分補給には、水がいちばんおすすめです。

3

調理器具ひとつで作る！
かんたんおかず

主菜も副菜も、フライパンや鍋、電子レンジの
いずれかひとつの調理器具で作れます。
アイディア満載のおかずを紹介します。

フライパン

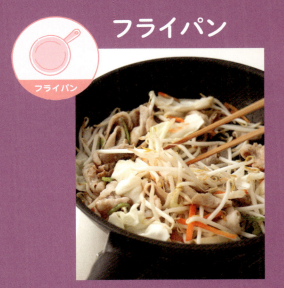

鍋

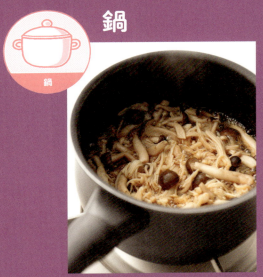

電子レンジ

電子レンジを使うときは、必ず耐熱性の容器を使います。加熱すると水蒸気が発生するので、調理中に空気を抜きたいときは、ラップをふんわりとかけて、通り道を作ります。

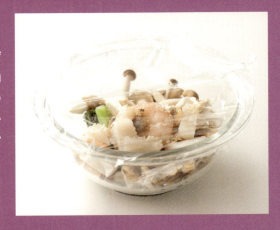

主菜 肉や魚、大豆製品などを使ったたんぱく質がしっかりとれるおかずです。

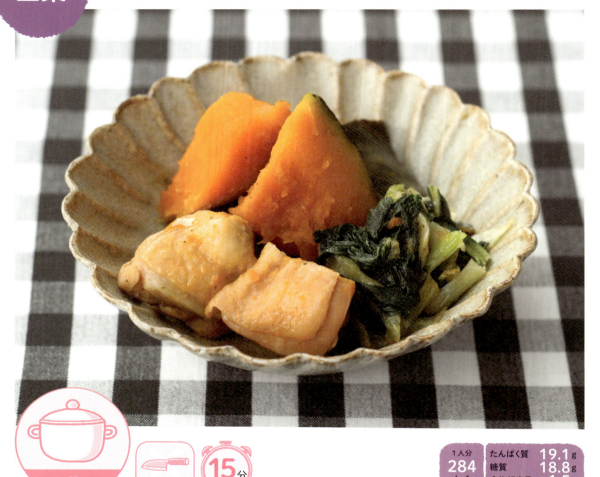

鍋 / 包丁いらず / 15分 調理時間

1人分 284 kcal　たんぱく質 19.1g　糖質 18.8g　食塩相当量 1.5g

鶏肉とかぼちゃの煮物

材料 2人分

- 鶏もも肉（唐揚げ用）……200g
- 冷凍かぼちゃ……200g
- 冷凍小松菜……50g
- A ┌ 水……1カップ
　　└ めんつゆ（3倍濃縮）……大さじ1と1/2

作り方

1. 鍋にAを煮立てて鶏肉を入れる。弱火にして1分ほど煮て、色が変わったら冷凍かぼちゃを入れる。
2. 中火にして、再び沸騰したら弱火にし、落としぶたをして10分ほど煮る。冷凍小松菜を入れてさっと煮る。

memo かぼちゃはそのままでも甘みがあっておいしく食べられるので、鶏肉にしっかり味がつくように煮るのがポイント。煮るときは、鶏肉の上にかぼちゃをのせて。

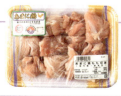

鶏肉は切ってある唐揚げ用を使えば、切る手間が省けるのでおすすめ。

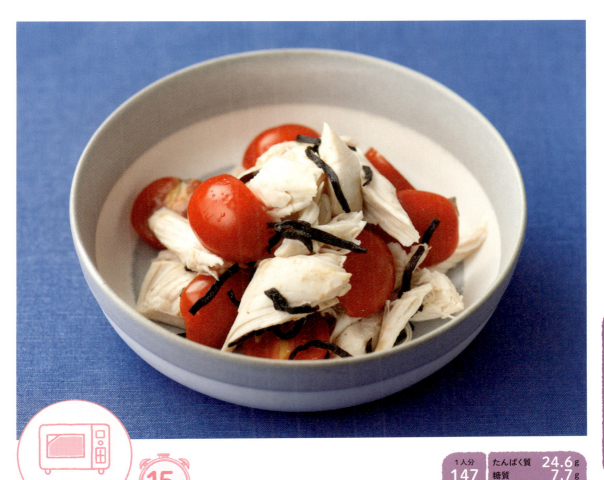

電子レンジ | 15分 調理時間

1人分 147 kcal | たんぱく質 24.6g | 糖質 7.7g | 食塩相当量 1.1g

蒸し鶏とトマトの塩昆布あえ

材料 1人分

鶏ささみ …… 2本（120g）
ミニトマト …… 6個（60g）
A ┌ 酒 …… 小さじ1
　└ こしょう …… 少々
塩昆布 …… ひとつまみ（3g）
塩 …… 少々

作り方

1 耐熱皿にささみをのせてAをからめ、ラップをふんわりとかけて電子レンジで1分加熱する。一度とり出して裏返し、さらに30秒加熱し、あら熱がとれたら大きめにほぐす。ミニトマトは半分に切る。

2 ボウルに1と塩昆布、塩を入れて、さっとあえる。

 memo ささみは余熱で火を入れて、しっとりと仕上げる。ささみの下味に塩を使わずに、塩昆布とあえて、塩分を抑える。

1人分 140 kcal	たんぱく質	24.0 g
	糖質	5.9 g
	食塩相当量	1.4 g

（野菜は含まない）

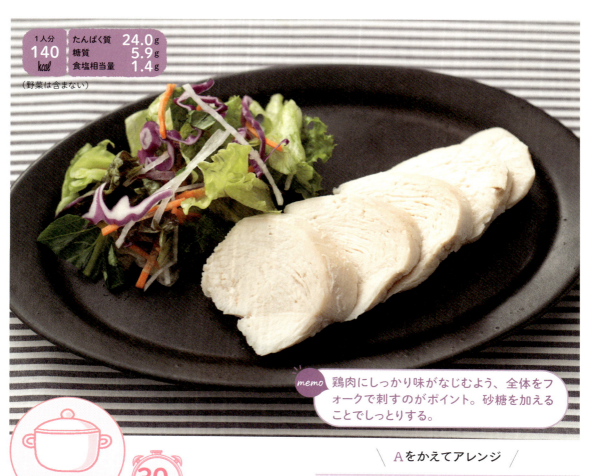

memo 鶏肉にしっかり味がなじむよう、全体をフォークで刺すのがポイント。砂糖を加えることでしっとりする。

鍋 / 調理時間 **30分**

手作りサラダチキン

材料 2人分

鶏むね肉（皮なし）…… 1枚（250g）
A ┌ 酒、砂糖 …… 各小さじ1
　├ 塩 …… 小さじ1/2
　└ こしょう …… 少々

作り方

1. 鶏肉は全体にフォークを刺して穴をあけ、ジッパーつき保存袋に入れる。Aを加えて口をしっかり閉じてもみ込む。
2. 鍋にたっぷりの湯を沸かして1を入れ、ふたをして弱火で5分加熱する。火を止めて20分ほどおく。食べやすく切り、サラダ用カット野菜（分量外）を添える。

\ **Aをかえてアレンジ** /

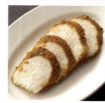

カレー味
A[カレー粉、砂糖、酒各小さじ1　塩小さじ1/2]

1人分 143 kcal	たんぱく質	24.1 g
	糖質	6.2 g
	食塩相当量	1.4 g

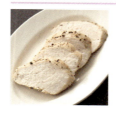

レモンペッパー味
A[レモン汁大さじ1と1/2　砂糖、酒各小さじ1　塩小さじ1/2　あらびき黒こしょう少々]

1人分 143 kcal	たんぱく質	24.1 g
	糖質	6.1 g
	食塩相当量	1.4 g

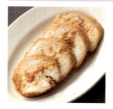

ピリ辛みそ味
A[みそ大さじ1と1/2　砂糖大さじ1/2　酒小さじ1　七味とうがらし小さじ1/4]

1人分 168 kcal	たんぱく質	25.5 g
	糖質	9.1 g
	食塩相当量	1.8 g

保存方法と期間 汁ごと袋のまま、冷蔵で3日間保存可能。

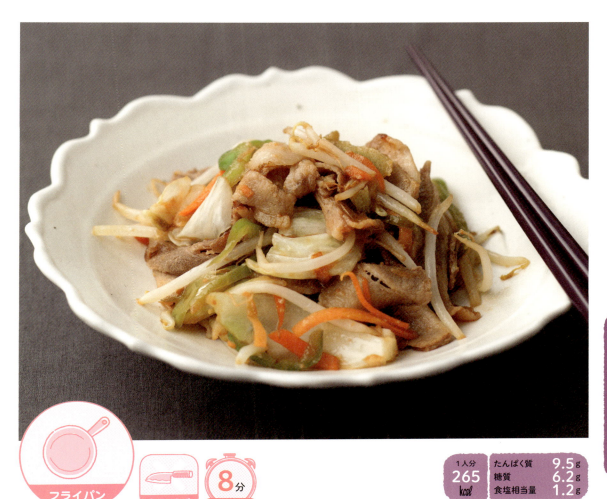

フライパン | 包丁いらず | 調理時間 8分

1人分 265 kcal	たんぱく質	9.5g
	糖質	6.2g
	食塩相当量	1.2g

3 調理器具ひとつで

ホイコーロー

材料 2人分

冷凍豚バラ肉（薄切り）…… 120g
カット野菜（キャベツ、もやしが入っているもの）
…… 1袋（230g）
A｜ みそ、酒 …… 各大さじ1
　｜ 砂糖 …… 小さじ2
　｜ おろしにんにく …… 小さじ1/4

作り方

1. Aは合わせておく。冷凍豚肉は大きければ手で折って食べやすくする。

2. フライパンに冷凍豚肉を入れて中火にかける。色が変わってこんがりしたら余分な油をふきとり、カット野菜を加えていためる。しんなりしたらAを加えてさっといため合わせる。

memo にんにくの香りで塩分控えめでもおいしく食べられる。

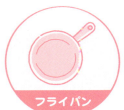

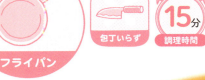

1人分	たんぱく質	13.3 g
432 kcal	糖質	44.3 g
	食塩相当量	0.7 g

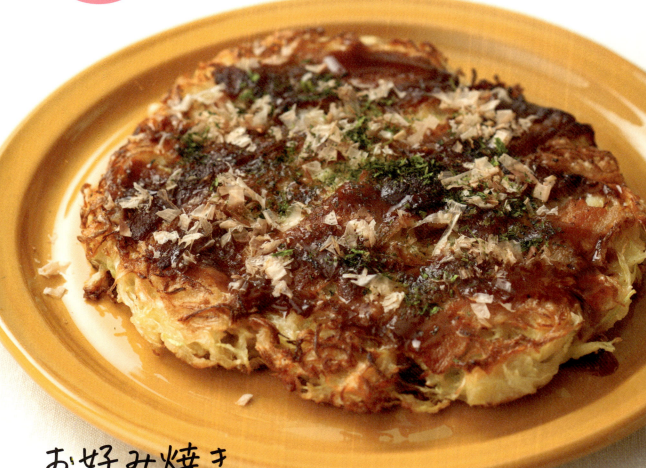

お好み焼き

材料 2人分

冷凍豚バラ肉（薄切り）……80g
せん切りキャベツ……200g
A ┌ 小麦粉……100g
　├ 卵……1個
　└ 水……1/2カップ
サラダ油……小さじ2
中濃ソース……大さじ1
青のり……少々（0.1g）
削り節……ふたつまみ（1g）

作り方

1. ボウルにAを順に入れてよくまぜ、キャベツを加えてさっくりとまぜる。
2. 半量ずつ焼く。フライパンにサラダ油小さじ1を入れて中火で熱し、1の半量を流し入れる。丸く形をととのえて冷凍豚肉の半量をのせ、2〜3分焼く。
3. 焼き目がついたら返し、弱火にしてふたをして3〜4分蒸し焼きにして、火が通ったら器に盛る。ソースの半量をかけて青のり、削り節各半量を振る。残りも同様に焼く。

 生地には塩を全く入れず、少しの豚バラ肉でうまみをプラス。たっぷりのキャベツを入れるので、この1品で栄養満点に。主食を兼ねているのでごはんは食べない。

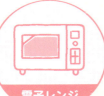

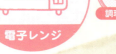

1人分	たんぱく質	24.0g
126 kcal	糖質	4.1g
	食塩相当量	0.4g

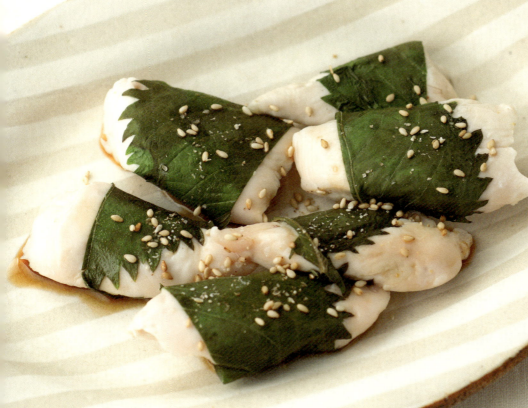

ささみの青じそ巻き

3 調理器具ひとつで

材料　1人分

- 鶏ささみ …… 2本（120g）
- 青じそ …… 3枚（4.2g）
- こしょう …… 少々
- めんつゆ（3倍濃縮）…… 小さじ1/2
- いり白ごま …… 小さじ1/4（0.7g）

作り方

1. 鶏ささみは1本を3等分のそぎ切りにしてこしょうを振る。青じそは縦半分に切る。
2. 鶏ささみに青じそを巻いて耐熱皿に並べ、ラップをふんわりとかけて電子レンジで30秒加熱する。とり出して上下を返し、さらに30秒加熱する。火が通ったら器に盛り、めんつゆをかけてごまを振る。

 そぎ切りとは、包丁をすこし寝かせて、食材をそぐように切ること。ささみに青じそを巻くことで、風味に変化がついておいしく食べられる。

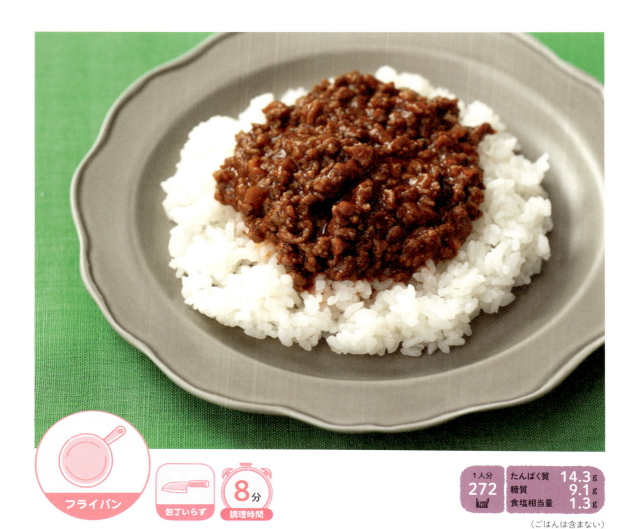

1人分	たんぱく質	14.3g
272 kcal	糖質	9.1g
	食塩相当量	1.3g

（ごはんは含まない）

フライパン ／ 包丁いらず ／ 調理時間 8分

ドライカレー

材料 作りやすい分量・5人分

- 合いびき肉 …… 400g
- ミートソース缶 …… 1缶（290g）
- 水 …… 1/2カップ
- サラダ油 …… 小さじ1
- カレーフレーク …… 大さじ2

作り方

1. フライパンにサラダ油を中火で熱し、合いびき肉をいためる。色が変わってポロポロになったらミートソース、水を加える。
2. 煮立ったらカレーフレークを加え、とろみがつくまで弱火で5〜6分煮る。
3. 器にごはん150g（分量外）を盛り、2をのせる。

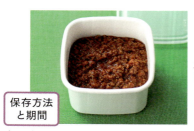

保存方法と期間

密閉容器に入れ、冷蔵で3〜4日間、冷凍で3週間保存可能。

memo にんにくや玉ねぎ、調味料が入っているミートソース缶を使うと、手軽に作れる。食べすぎるとエネルギー量も塩分も多くなってしまうので、注意を。仕上げに冷凍ほうれん草や好みのきのこを入れてもおいしい。冷凍ひき肉を使うときは、冷凍のまま入れて。

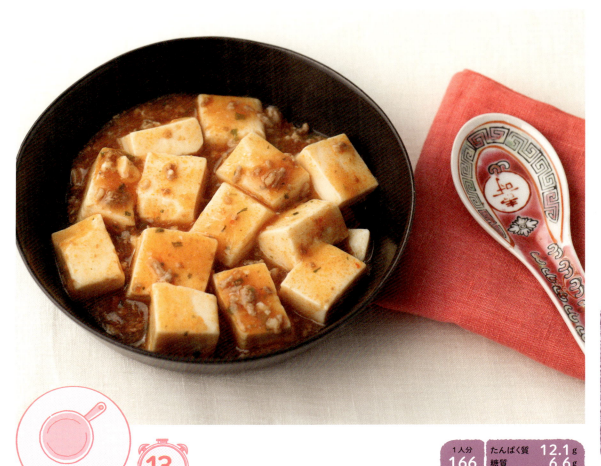

フライパン 調理時間 **13**分

1人分 **166** kcal
たんぱく質 12.1g
糖質 6.6g
食塩相当量 2.0g

3 調理器具ひとつで

麻婆豆腐

材料 作りやすい分量・4人分

冷凍豚ひき肉 …… 50g
絹ごし豆腐 …… 小4パック（600g）
サラダ油 …… 小さじ1
A ┃ 麻婆豆腐のもと… 1袋
　┃ 水 …… 1カップ
B ┃ とろみ粉
　┃ （Aの麻婆豆腐のもとの付属）
　┃ …… 1袋
　┃ 水 …… 大さじ2

作り方

1. 豆腐は食べやすく切る。
2. フライパンにサラダ油を中火で熱し、冷凍ひき肉をいためる。色が変わってポロポロになったらAを加えて煮立て、1を加えて5～6分煮る。まぜ合わせたBを加えてとろみをつける。

保存方法と期間

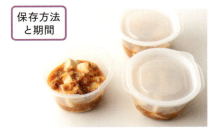

1人分ずつ密閉容器に入れ、冷蔵で3～4日間保存可能。

memo 市販品は味が濃いめなので、豆腐の量を増やして4人分にすることで減塩に。冷凍ひき肉を使うときは、冷凍のまま入れるのがポイント。

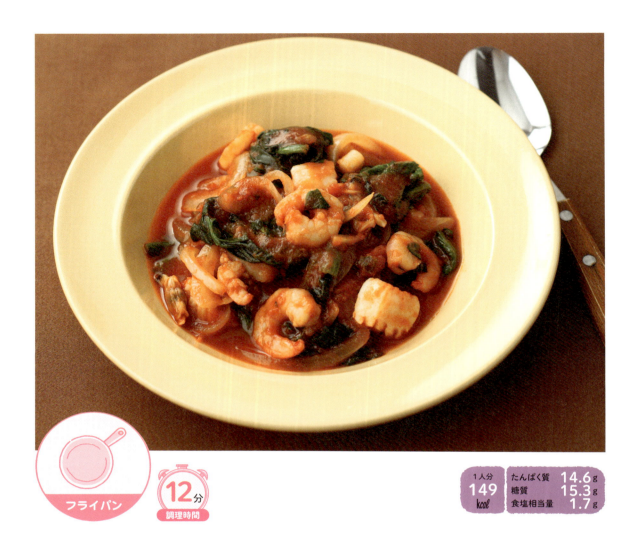

フライパン / 12分 調理時間

1人分 149 kcal / たんぱく質 14.6g / 糖質 15.3g / 食塩相当量 1.7g

シーフードミックスとほうれん草のトマト煮

材料 2人分

冷凍シーフードミックス …… 200g
冷凍ほうれん草 …… 100g
玉ねぎ …… 1/2個（100g）
オリーブ油 …… 小さじ1
A ┌ トマトソース缶
  │   …… 1カップ（200g）
  └ 水 …… 1/4カップ

作り方

1. 玉ねぎは薄切りにする。冷凍シーフードミックスはさっと洗って表面の氷をとかし、水けをきる。

2. フライパンにオリーブ油を中火で熱し、玉ねぎをいためる。しんなりしたらAを加えて煮立たせ、シーフードミックスを加える。弱火にして5〜6分煮て、火が通ったら冷凍ほうれん草を加えてさっと煮る。

memo 市販のトマトソースは、玉ねぎ、にんにくの甘みとうまみ、香りがしっかり詰まっていて、これひとつで味つけが完結するので、とても便利な食材。ほうれん草は最後に加えて食感よく仕上げるのがコツ。

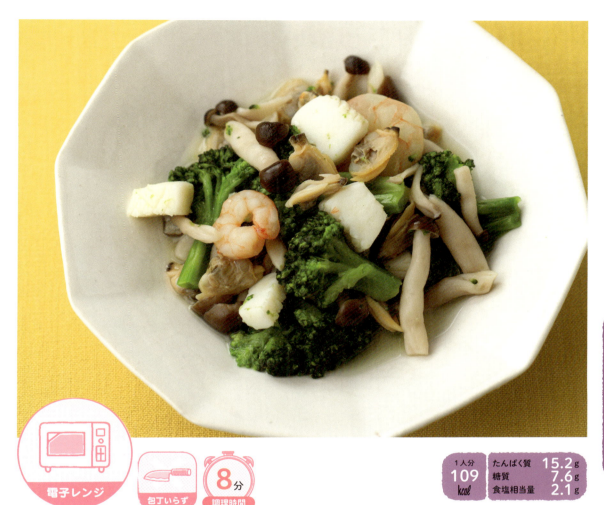

電子レンジ / 包丁いらず / 調理時間 8分

1人分 109 kcal　たんぱく質 15.2g　糖質 7.6g　食塩相当量 2.1g

シーフードミックスとしめじ、ブロッコリーのうま塩煮

材料 1人分

冷凍シーフードミックス …… 100g
冷凍ブロッコリー …… 30g
カットしめじ …… 50g
A ┃ 鶏ガラスープのもと …… 小さじ1/2
　 ┃ 塩 …… 少々

作り方

1. 冷凍シーフードミックスはさっと洗って表面の氷をとかし、水けをきる。
2. 耐熱ボウルに冷凍ブロッコリー、しめじ、1を入れてAをかけ、ラップをふんわりとかけて電子レンジで5分加熱する。

memo　しめじは好みのきのこにかえてもよい。野菜は、冷凍和風野菜ミックスで作ってもおいしい。しょうがやにんにくの薄切りを入れると、より風味が増す。

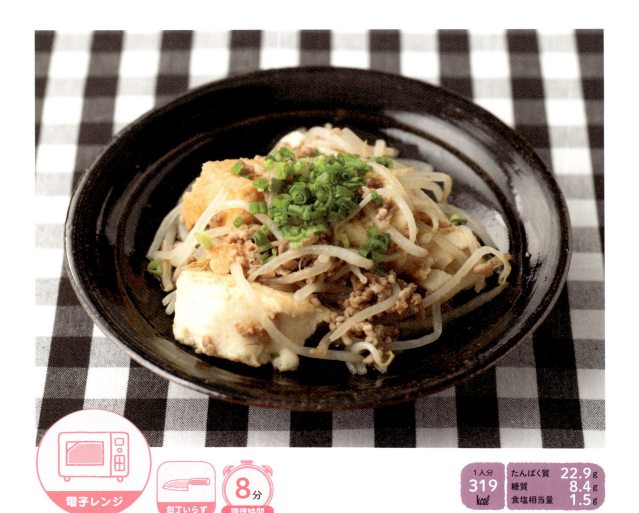

電子レンジ / **包丁いらず** / **調理時間 8分**

1人分 319 kcal
たんぱく質 22.9g
糖質 8.4g
食塩相当量 1.5g

ひき肉と厚揚げ、もやしのスタミナ煮

材料 1人分

冷凍豚ひき肉 …… 50g
厚揚げ …… 小1枚（150g）
もやし …… 1/2袋（100g）
焼き肉のたれ …… 大さじ1
刻み青ねぎ …… 小さじ1（1g）

作り方

1. 厚揚げは食べやすい大きさにちぎる。
2. 耐熱ボウルにもやし、厚揚げ、冷凍ひき肉を入れて焼き肉のたれをかけ、ラップをふんわりとかけて電子レンジで4分加熱する。火が通ったら全体をさっとまぜて盛り、青ねぎを振る。

memo 厚揚げはちぎることで、味がからみやすくなる。

副菜

野菜やきのこ、海藻のおかず。ビタミン、ミネラル、食物繊維がとれます。

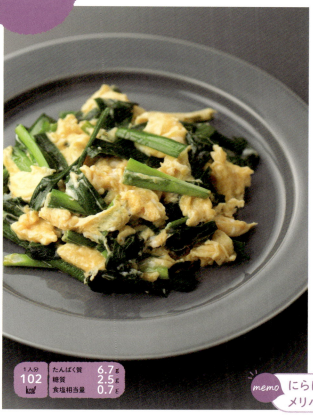

 フライパン   調理時間 7分

にら玉いため

材料 2人分

卵 …… 2個
にら …… 1/2袋（50g）
サラダ油 …… 小さじ1
A ┃ しょうゆ …… 小さじ1/2
　 ┃ 塩、こしょう …… 各少々

作り方

1. にらは3cm長さに切る。卵はときほぐす。
2. フライパンにサラダ油を中火で熱し、にらをいためる。しんなりしたらAを加えてさっとからめ、卵を加えてふんわりといためる。

memo にらに味をしっかりつけ、卵は下味なしにすると、メリハリがついて塩分控えめでもおいしい。

1人分 102kcal / たんぱく質 6.7g / 糖質 2.5g / 食塩相当量 0.7g

 鍋   調理時間 10分

かんたんなめたけ

材料 作りやすい分量・4人分

えのきだけ …… 2袋（200g）
カットしめじ …… 2袋（200g）
A ┃ めんつゆ（3倍濃縮）…… 大さじ2
　 ┃ 酢 …… 大さじ1と1/2

作り方

1. えのきは根元を落として半分に切り、ほぐす。
2. 鍋にすべての材料を入れてふたをし、中火にかける。蒸気が出たら弱火にし、しんなりするまで5〜6分蒸し煮にする。

memo 酢を加えると味も引き締まるうえ、減塩効果があるので薄味でも物足りなさを感じない。

保存方法と期間 密閉容器に入れ、冷蔵で3日間保存可能。

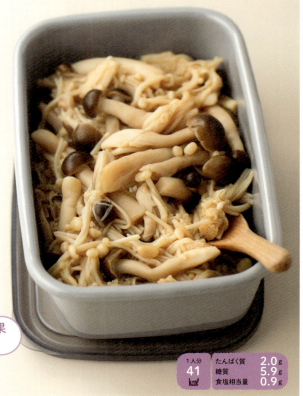

1人分 41kcal / たんぱく質 2.0g / 糖質 5.9g / 食塩相当量 0.9g

3 調理器具ひとつで

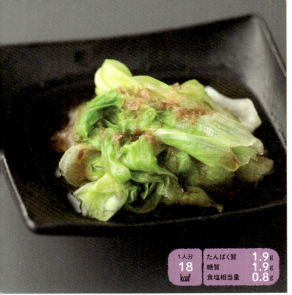

レタスのおひたし

材料 2人分
- レタス …… 4枚（160g）
- A ┃ 水 …… 3/4カップ
    ┃ 削り節 …… 1袋（4g）
    ┃ しょうゆ …… 小さじ1
    ┃ 塩 …… 少々

作り方
1. レタスは大きめにちぎる。
2. 鍋にAを入れて煮立たせ、1を加えてさっと煮る。

1人分 18kcal　たんぱく質 1.9g　糖質 1.9g　食塩相当量 0.8g

memo 削り節を入れることで、うまみが出てだしがわりに。

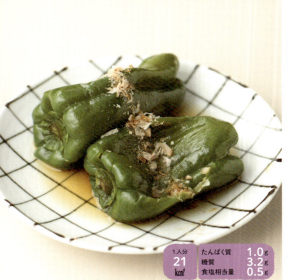

ピーマンのクタクタ煮

材料 2人分
- ピーマン …… 大4個（150g）
- A ┃ 水 …… 1/2カップ
    ┃ めんつゆ（3倍濃縮）
    ┃ …… 大さじ1/2
- 削り節 …… ふたつまみ（1g）

作り方
1. ピーマンはまるごとつぶす。
2. 鍋に1、Aを入れて中火にかけ、沸騰したらふたをして弱火で7〜8分煮る。やわらかくなったら器に盛って削り節をかける。

1人分 21kcal　たんぱく質 1.0g　糖質 3.2g　食塩相当量 0.5g

memo ピーマンは手でギュッとつぶして、種ごと使うと下準備が楽ちん。冷やして食べてもおいしいので、多めに作っても。

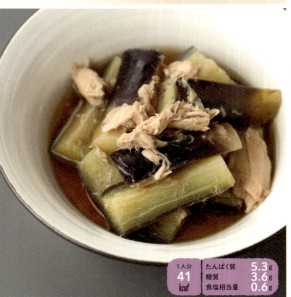

ツナとなすのしょうゆ煮

材料 2人分
- ツナ缶（水煮） …… 1缶（70g）
- なす …… 2個（160g）
- 水 …… 1/2カップ
- しょうゆ …… 小さじ1

作り方
1. なすは長さを半分にして縦4等分に切り、水にさらして水けをきる。
2. 鍋にすべての材料（ツナは缶汁ごと）を入れて中火にかける。沸騰したら弱火で7〜8分煮る。

1人分 41kcal　たんぱく質 5.3g　糖質 3.6g　食塩相当量 0.6g

memo ツナを缶汁ごと使い、だしいらず。なすのかわりにブロッコリーやかぼちゃ、和風野菜ミックスでも。

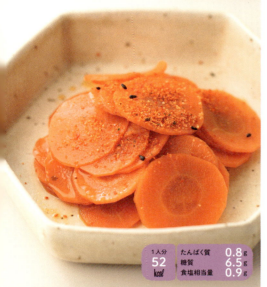

にんじんのレンジきんぴら

材料 1人分

にんじん …… 1/2本（80g）
A［めんつゆ（3倍濃縮）
　　　…… 大さじ1/2
　ごま油 …… 小さじ1/2
七味とうがらし …… 少々

作り方

にんじんはスライサーで薄切りにして耐熱ボウルに入れ、Aを加える。ラップをふんわりとかけて電子レンジで2分加熱し、さっとまぜる。器に盛り、七味とうがらしを振る。

1人分 52kcal　たんぱく質 0.8g　糖質 6.5g　食塩相当量 0.9g

memo にんじんは薄く切ることで、味がなじみやすい。

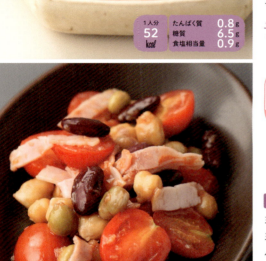

ミックスビーンズとミニトマトのホットサラダ

材料 1人分

ミックスビーンズ …… 1袋（50g）
ミニトマト …… 5個（50g）
ベーコン …… 1枚（16g）
トマトケチャップ …… 小さじ1
おろしにんにく …… 小さじ1/4
こしょう …… 少々

作り方

1. ミニトマトは半分に、ベーコンは1cm幅に切る。
2. 耐熱ボウルにすべての材料を入れてさっとまぜ、ラップをふんわりとかけて電子レンジで1分加熱する。

1人分 130kcal　たんぱく質 2.7g　糖質 4.9g　食塩相当量 1.0g

memo 長く加熱するとトマトがくずれてしまうので、さっと全体が温まるくらいで火を止めて。

3 調理器具ひとつで

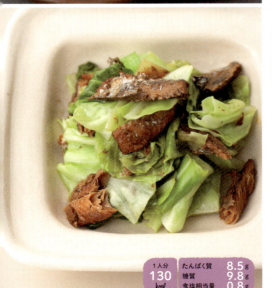

さんま缶とキャベツのさっぱりあえ

材料 1人分

キャベツ …… 80g
さんま缶（かば焼き）
　…… 1/2缶（50g）
酢 …… 小さじ1

作り方

1. キャベツは3～4cm大に切る。
2. 耐熱ボウルに1、さんま（缶汁ごと）を入れてラップをふんわりとかけ、電子レンジで3分加熱する。さんまをほぐし、酢を加えてあえる。

1人分 130kcal　たんぱく質 8.5g　糖質 9.8g　食塩相当量 0.8g

memo さんま缶の塩分を活用して、調味料は酢だけでOK。酢は酸味がとばないように、仕上げに入れて。

83

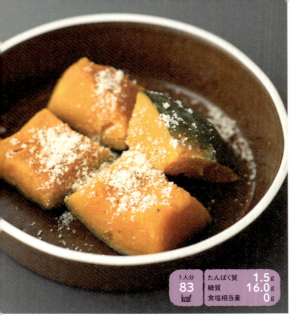

電子レンジ　包丁いらず　調理時間 4分

かぼちゃのごまチーズがけ

材料 1人分
- 冷凍かぼちゃ …… 100g
- A [粉チーズ、すり白ごま …… 各小さじ1/4]

作り方
耐熱皿に冷凍かぼちゃを入れてラップをふんわりとかけ、電子レンジで2分加熱する。器に盛ってAを振る。

1人分　83 kcal　たんぱく質 1.5g　糖質 16.0g　食塩相当量 0g

memo 甘みがあっておいしいかぼちゃに、粉チーズとすり白ごまでコクと香ばしさを足して。

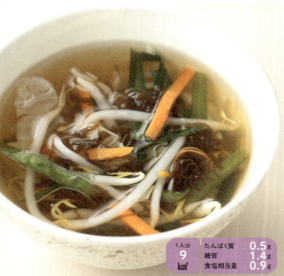

鍋　包丁いらず　調理時間 8分

もずく酢スープ

材料 2人分
- 味つきもずく酢 …… 1パック(70g)
- カット野菜(もやし、にら入り) …… 100g
- A [水 …… 1と1/2カップ / 鶏ガラスープのもと、しょうゆ …… 各小さじ1/2 / こしょう …… 少々]

作り方
鍋にAを入れて煮立たせ、もずく酢、カット野菜を入れて5〜6分煮る。

1人分　9 kcal　たんぱく質 0.5g　糖質 1.4g　食塩相当量 0.9g

memo もずくの酢の効果で、薄味でも満足感のあるスープになる。

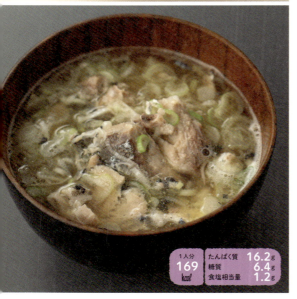

鍋　包丁いらず　調理時間 4分

さば缶みそ汁

材料 1人分
- さば缶(水煮) …… 1/2缶(100g)
- 刻み白ねぎ …… 20g
- 水 …… 1/2カップ
- みそ …… 小さじ1/2

作り方
鍋に水を入れて沸かし、さばを缶汁ごと入れる。沸騰したら白ねぎを加えてさっと煮て、みそをとき入れる。

1人分　169 kcal　たんぱく質 16.2g　糖質 6.4g　食塩相当量 1.2g

memo さばの缶汁も使うことで、だし汁を入れなくてもうまみたっぷり。

4 炊飯器におまかせ！楽ちん献立

炊飯器でごはんだけでなく、主菜や副菜も作れちゃいます。
しかも、炊飯中はほかの作業ができるので、
時間をムダなく使えます。

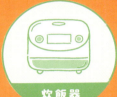

炊飯器に材料を入れて

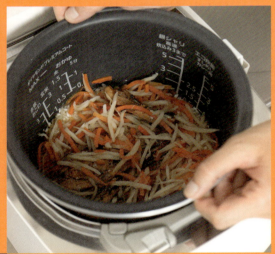

スイッチオン！

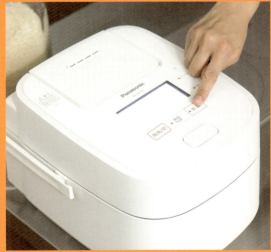

蒸し鶏と
きのこごはん献立

米の上に材料をのせて炊くだけで、
主菜、副菜、ごはん物の3品が同時に完成！

合計
1人分 513 kcal
たんぱく質 23.5g
糖質 67.5g
食塩相当量 2.4g

キャベツの酢みそがけ
1人分 48 kcal
たんぱく質 1.3g
糖質 8.9g
食塩相当量 0.7g

蒸し鶏
1人分 195 kcal
たんぱく質 17.4g
糖質 0.6g
食塩相当量 1.1g

きのこの炊き込みごはん
1人分 270 kcal
たんぱく質 4.8g
糖質 58.0g
食塩相当量 0.6g

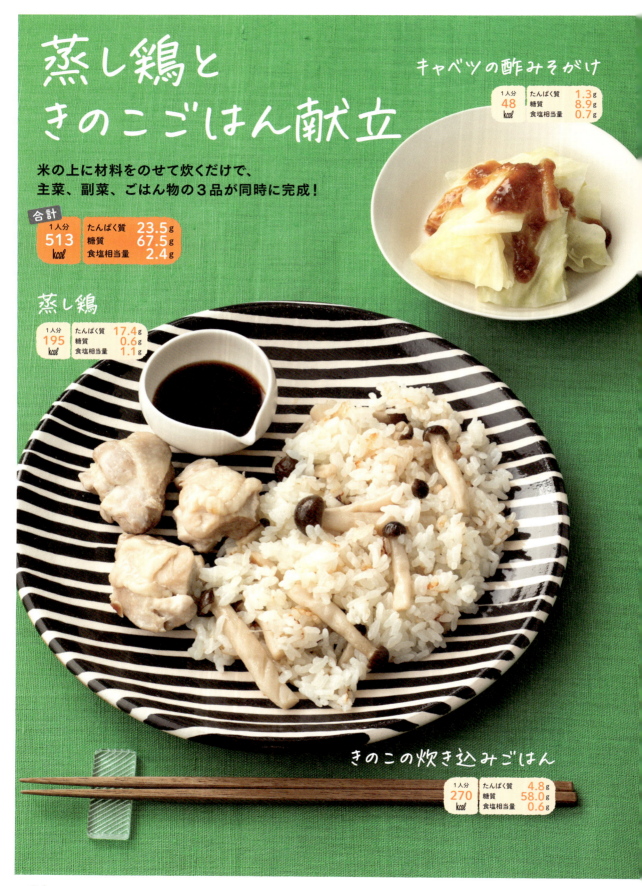

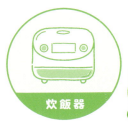

材料　2人分

蒸し鶏
鶏もも肉（唐揚げ用）…… 200g
こしょう …… 少々
A ┃ しょうゆ …… 小さじ2
　 ┃ おろししょうが …… 小さじ1/2

 鶏肉は唐揚げ用などの切ってあるものを使って時短を。下味はこしょうのみにして、たれをかけて食べることで塩分を抑える。

キャベツの酢みそがけ
キャベツ …… 1/6個（約160g）
B ┃ 砂糖、みそ …… 各小さじ2
　 ┃ 酢 …… 小さじ1

 キャベツはざく切りにしてから炊飯すると、炊けた後にとり出すのが大変なので、大きめのくし形切りで入れて炊く。

きのこの炊き込みごはん
カットしめじ …… 1袋（100g）
米 …… 150g（1合）
C ┃ 水 …… 3/4カップ
　 ┃ 塩 …… 小さじ1/4

 鶏肉を一緒に炊き込むことで、鶏のうまみがごはんにしみわたっておいしい。減塩にもなる。

作り方

下ごしらえをする

1　鶏肉はこしょうを振る。米はさっと洗って水けをきる。

炊飯器に入れて炊く

2　**内がま**に米、**C**を入れてさっとまぜて、しめじをのせる。鶏肉、キャベツを重ならないように並べ、ふつうに炊く。

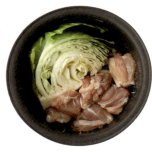

仕上げる

3　炊けたら鶏肉、キャベツをとり出して、ごはんをさっくりとまぜる。
4　キャベツはざく切りにして器に盛り、まぜ合わせたBをかける。
5　器に鶏肉ときのこごはんを盛り、まぜ合わせたAを添える。

4　炊飯器で楽ちん！

シーフードのカレーピラフ献立

米と魚介を炊飯器に一緒に入れてスイッチオン。
炊く間にスープを作れば、栄養満点の献立ができ上がり！

合計
1人分 468 kcal
たんぱく質 21.5g
糖質 68.2g
食塩相当量 2.5g

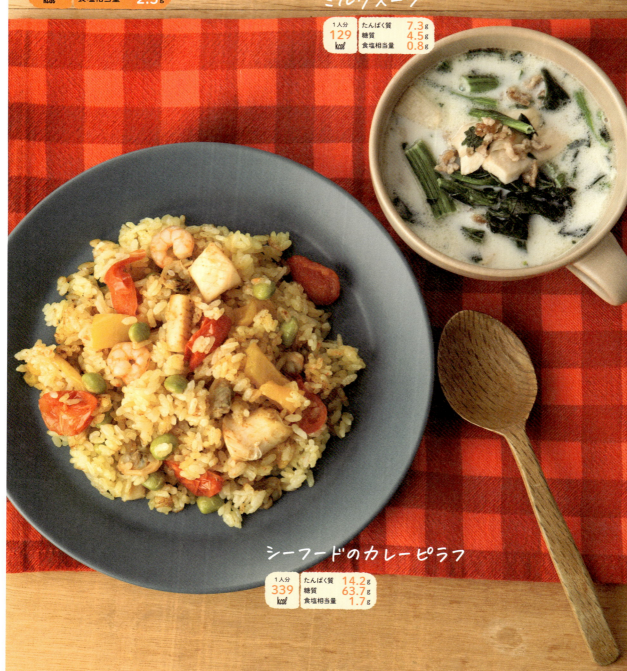

豚ひき肉とほうれん草のミルクスープ

1人分 129 kcal
たんぱく質 7.3g
糖質 4.5g
食塩相当量 0.8g

シーフードのカレーピラフ

1人分 339 kcal
たんぱく質 14.2g
糖質 63.7g
食塩相当量 1.7g

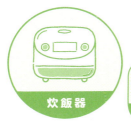

材料 2人分

シーフードのカレーピラフ

- 冷凍シーフードミックス …… 150g
- 冷凍枝豆（さやつき）
   …… 40g（正味20g）
- ミニトマト …… 4個（40g）
- パプリカ（黄）…… 1/2個（75g）
- 米 …… 150g（1合）
- A
  - 水 …… 3/4カップ
  - カレー粉 …… 小さじ1
  - 洋風スープのもと …… 小さじ1/2
  - 塩 …… 小さじ1/4
  - こしょう …… 少々

 memo シーフードミックスは表面の氷にくさみがあるので、洗い流すとおいしく仕上がる。完全に解凍するとうまみが外に出てしまうので、中は凍っている状態で使うのが◎。

豚ひき肉とほうれん草のミルクスープ

- 冷凍豚ひき肉 …… 50g
- 冷凍ほうれん草 …… 50g
- カットエリンギ …… 50g
- サラダ油 …… 小さじ1
- B
  - 水、牛乳 …… 各3/4カップ
  - 塩 …… 小さじ1/4
  - こしょう …… 少々

 memo ひき肉はしっかりうまみが出るので、だしいらずでできて簡単。ほうれん草は仕上げに入れてさっと煮れば、やわらかくなりすぎずにおいしく食べられる。

作り方

下ごしらえをする

1 冷凍シーフードミックスはさっと洗って表面の氷をとかし、水けをきる。冷凍枝豆は袋の表示どおりに解凍してさやからとり出す。ミニトマトは半分に切る。パプリカは長さを半分に切ってから1.5cm幅に切る。米はさっと洗ってざるに上げる。

炊飯器に入れて炊く

2 内がまに米、Aを入れてさっとまぜ、シーフードミックス、枝豆、ミニトマト、パプリカを入れてふつうに炊く。

炊く間にスープを作る

3 鍋にサラダ油を中火で熱し、冷凍ひき肉をいためる。ポロポロになったらBを加えて煮立たせ、冷凍ほうれん草、エリンギを入れてさっと煮る。

ピラフを仕上げる

4 2が炊けたら全体をさっとまぜる。

4 炊飯器で楽ちん！

さんま缶と根菜の炊き込みごはん献立

米と味つき缶詰を一緒に炊けば、調味料いらずで味が決まる。
まぜるだけで完成するサラダを添えて栄養満点！

合計
1人分 477 kcal
たんぱく質 17.4g
糖質 71.2g
食塩相当量 2.3g

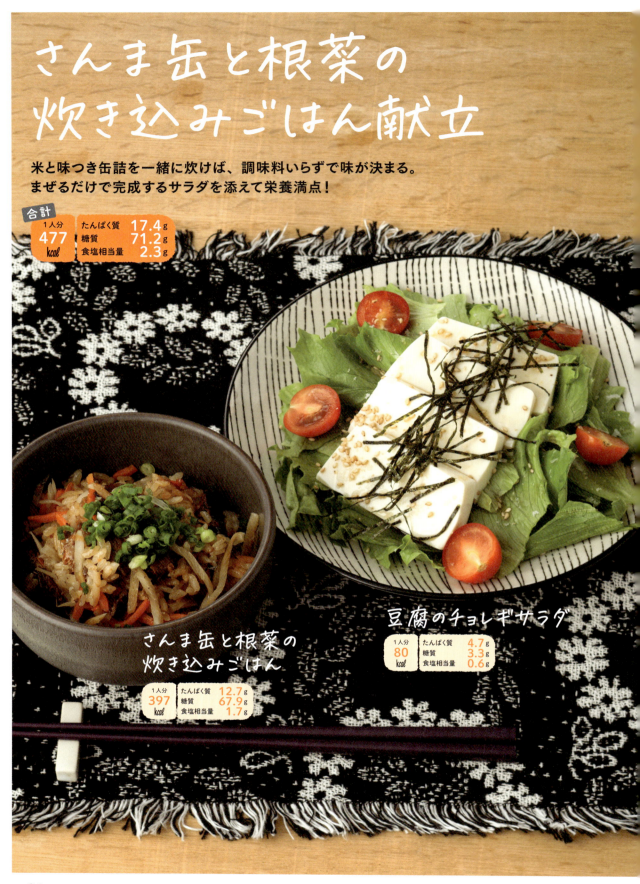

さんま缶と根菜の炊き込みごはん
1人分 397 kcal
たんぱく質 12.7g
糖質 67.9g
食塩相当量 1.7g

豆腐のチョレギサラダ
1人分 80 kcal
たんぱく質 4.7g
糖質 3.3g
食塩相当量 0.6g

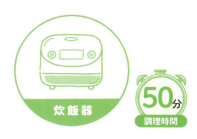

材料　2人分

さんま缶と根菜の炊き込みごはん
さんま缶（かば焼き） …… 1缶（100g）
ごぼうにんじんミックス（きんぴらごぼう用・加熱処理ずみタイプ）
　…… 1袋（130g）
米 …… 150g（1合）
A ┌ 水 …… 3/4カップ
　└ しょうゆ …… 小さじ2
刻み青ねぎ …… 小さじ2（2g）

 memo ごぼうにんじんミックスは、切る手間がなくて本当に便利。さんま缶は缶汁までしっかり使ってうまみアップ。

豆腐のチョレギサラダ
絹ごし豆腐 …… 小1パック（150g）
レタス …… 3枚（120g）
ミニトマト …… 5個（50g）
B ┌ ごま油 …… 小さじ1
　├ いり白ごま …… 小さじ1/2
　└ 塩 …… 小さじ1/4
刻みのり …… 小さじ2（0.6g）

 memo ごまやのりをプラスすると、うまみや香りで塩分控えめでも気にならない。

作り方

下ごしらえをする

1 ごぼうにんじんミックスは水けをしぼる。米はさっと洗ってざるに上げる。

炊飯器に入れて炊く

2 **内がま**に米、Aを入れてさっとまぜ、さんま（缶汁ごと）、ごぼうにんじんミックスをのせてふつうに炊く。

炊く間にサラダを作る

3 レタスは食べやすくちぎり、ミニトマトは半分に切る。

4 器にレタスをのせて、豆腐を4等分に切ってのせる。ミニトマトも盛り、Bをよく混ぜてかけ、のりをのせる。

仕上げる

5 2が炊けたら全体をさっとまぜて盛り、青ねぎを振る。

4 炊飯器で楽ちん！

豚キムチの炊き込みごはん献立

米と豚肉、キムチ、もやしを入れて、野菜もしっかりとれる炊き込みごはんに。炊飯中にレンチンで副菜もでき上がり！

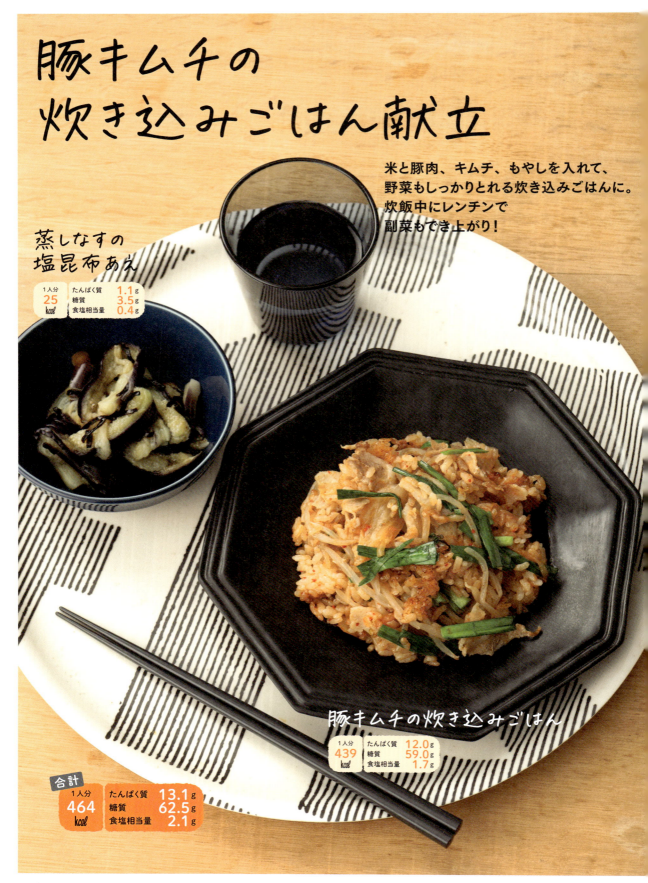

蒸しなすの塩昆布あえ
1人分 25 kcal
たんぱく質 1.1 g
糖質 3.5 g
食塩相当量 0.4 g

豚キムチの炊き込みごはん
1人分 439 kcal
たんぱく質 12.0 g
糖質 59.0 g
食塩相当量 1.7 g

合計
1人分 464 kcal
たんぱく質 13.1 g
糖質 62.5 g
食塩相当量 2.1 g

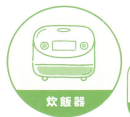

材料 2人分

豚キムチの炊き込みごはん
冷凍豚バラ肉（薄切り）…… 80g
もやし …… 1/2袋（100g）
にら …… 1/3袋（30g）
白菜キムチ …… 100g
米 ……150g（1合）
A ┌ 水 …… 3/4カップ
　├ 酒 …… 大さじ1/2
　└ しょうゆ …… 小さじ1/2

もやしやにらなど野菜がたっぷりとれる。豚バラは高カロリーなので、量は控えめにして、味出し程度に。

蒸しなすの塩昆布あえ
なす …… 3個（240g）
塩昆布 …… ひとつまみ（3g）
塩 …… 少々

なすは電子レンジで加熱して手軽に。手で裂くことで味がなじみやすくなる。

作り方

下ごしらえをする

1 冷凍豚肉は大きければ手で折って食べやすくする。にらは3cm長さに切り、キムチはざく切りにする。米はさっと洗ってざるに上げる。

炊飯器に入れて炊く

2 **内がま**に米、**A**を入れてさっとまぜ、キムチ、もやし、豚肉をのせてふつうに炊く。

炊く間にあえ物を作る

3 なすはラップに包んで**電子レンジ**で3分加熱し、やわらかくなったら冷水にラップごとつける。あら熱がとれたら、水けをキッチンペーパーでふいてから食べやすく裂く。

4 ボウルに**3**、塩昆布、塩を入れてあえる。

炊き込みごはんを仕上げる

5 **2**が炊けたらにらを加えて5分ほど蒸らし、全体をさっくりとまぜる。

4 炊飯器で楽ちん！

鮭のポトフ献立

ポトフを炊飯器で作れば、加熱途中に様子を見なくてもOK。その間にチャチャッと作れるサラダを。パンを添えて献立が完成！

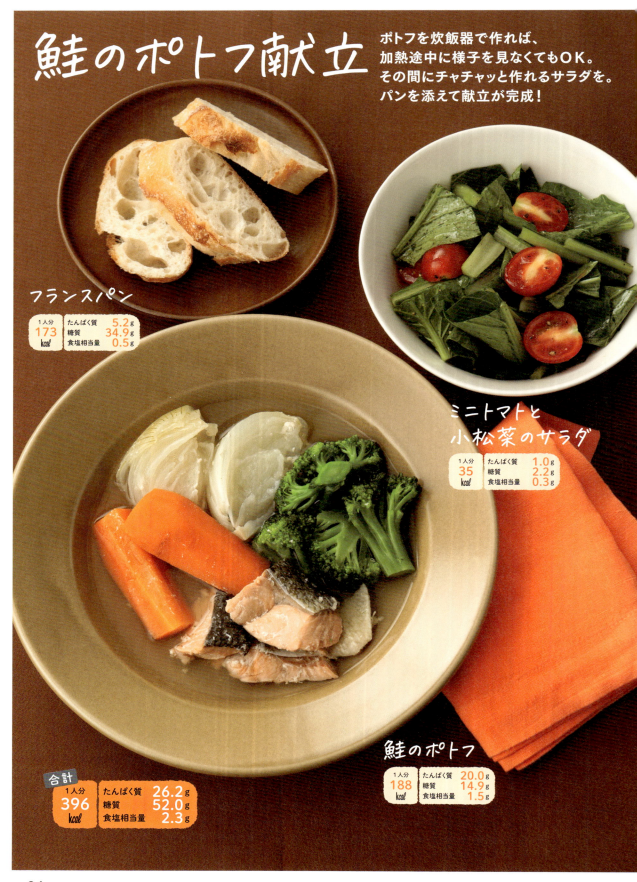

フランスパン
1人分 173kcal
たんぱく質 5.2g
糖質 34.9g
食塩相当量 0.5g

ミニトマトと小松菜のサラダ
1人分 35kcal
たんぱく質 1.0g
糖質 2.2g
食塩相当量 0.3g

鮭のポトフ
1人分 188kcal
たんぱく質 20.0g
糖質 14.9g
食塩相当量 1.5g

合計
1人分 396kcal
たんぱく質 26.2g
糖質 52.0g
食塩相当量 2.3g

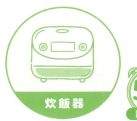

材料 2人分

鮭のポトフ
- 生鮭 …… 2切れ（180g）
- 玉ねぎ …… 1個（200g）
- にんじん …… 1/2本（80g）
- A
  - 水 …… 2カップ
  - 酒 …… 大さじ1
  - 洋風スープのもと …… 小さじ1
  - 塩 …… 小さじ1/4
  - こしょう …… 少々
- 冷凍ブロッコリー …… 100g

 memo ブロッコリーは最初から入れるとグズグズになってしまうので、最後に入れて保温で解凍させると、ちょうどよい仕上がりに。汁は全部飲みきらずに残すとより減塩になる。

ミニトマトと小松菜のサラダ
- ミニトマト …… 5個（50g）
- 小松菜 …… 100g
- B
  - ポン酢しょうゆ …… 小さじ2
  - オリーブ油 …… 小さじ1
  - あらびき黒こしょう …… 少々

 memo 小松菜は生で食べることができるので、手軽。少し短めの長さに切って食べやすく。

パン
- フランスパン …… 120g

作り方

下ごしらえをする

1 鮭は3等分のそぎ切りにする。玉ねぎ、にんじんは縦4等分にする。

炊飯器に入れて炊く

2 内がまに**1**、**A**を入れてふつうに炊く。

炊く間にサラダを作る

3 ミニトマトは半分に切る。小松菜は3cm長さに切る。

4 ボウルに**B**をまぜ合わせ、**3**を加えてさっとあえる。

ポトフを仕上げる

5 **2**が炊けたら冷凍ブロッコリーを加え、5分ほど保温する。

4 炊飯器で楽ちん！

●料理
新谷友里江

管理栄養士、料理家。祐成陽子クッキングアートセミナー卒業後、祐成二葉氏のアシスタントを経て独立。離乳食やお弁当など、手軽に作れておいしいレシピに定評がある。著書に『からだ整えリセットごはん』(扶桑社)、『つなぎごはん はらぺこさん、これ食べて待ってて～!』(誠文堂新光社)、『献立もラクラク 炊飯器におまかせおかず』(主婦の友社)など。

●医学監修
片山隆司

医療法人社団慈翔会
かたやま内科クリニック院長

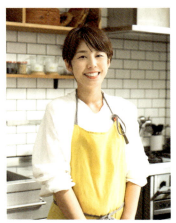

STAFF
装丁・本文デザイン　今井悦子
イラスト　佐藤右志
スタイリング　浜田恵子
栄養監修・栄養計算　新谷友里江
調理アシスタント　木村 薫、大澤みお
　　　　　　　　寺澤寛奈、澤田あすか
編集協力　平山祐子
撮影　佐山裕子(主婦の友社)
編集担当　平野麻衣子(主婦の友社)

＊本書に掲載されている食品の栄養成分値は、文部科学省科学技術・学術審議会資源調査分科会報告『日本食品標準成分表2020年版(八訂)』にもとづいて算出しています。食材は、品種や産地、季節などの条件によって違います。栄養成分値は平均的な数字ですので、目安としてご利用ください。一部の食品は、メーカーのホームページに掲載されている数値をもとに算出しています。

楽うま ズボラ 糖尿病レシピ

2025年2月28日　第1刷発行
2025年6月30日　第2刷発行

料　理　新谷友里江
発行者　大宮敏靖
発行所　株式会社主婦の友社
　　　　〒141-0021　東京都品川区上大崎3-1-1 目黒セントラルスクエア
　　　　電話03-5280-7537(内容・不良品等のお問い合わせ)
　　　　　　049-259-1236(販売)
印刷所　株式会社DNP出版プロダクツ

©Yurie Niiya 2025　Printed in Japan　ISBN978-4-07-461095-2

R〈日本複製権センター委託出版物〉
本書を無断で複写複製(電子化を含む)することは、著作権法上の例外を除き、禁じられています。本書をコピーされる場合は、事前に公益社団法人日本複製権センター(JRRC)の許諾を受けてください。また本書を代行業者等の第三者に依頼してスキャンやデジタル化することは、たとえ個人や家庭内での利用であっても一切認められておりません。
JRRC〈https://jrrc.or.jp　eメール：jrrc_info@jrrc.or.jp　電話：03-6809-1281〉

■本のご注文は、お近くの書店または主婦の友社コールセンター(電話0120-916-892)までご連絡ください。
＊お問い合わせ受付時間　月～金(祝日を除く)10:00 ～ 16:00
＊個人のお客さまからのよくある質問のご案内　https://shufunotomo.co.jp/faq/